Versuch über die physische Erziehung der Kinder

Ferdinand Wurzer

Alpha Editions

This edition published in 2022

ISBN : 9789356894150

Design and Setting By
Alpha Editions
www.alphaedis.com
Email - info@alphaedis.com

Contents

Vorrede zur ersten Ausgabe.

Ideen in meinem Vaterlande in Rücksicht der Erziehung in Umlauf zu bringen, die dem größten Theile des Publicums immer noch unbekannt sind, und die es verdienen, daß jederman sie kenne, das ist mein gegenwärtiger Zweck.

Das Erziehungswesen hat seit zwanzig Jahren eine Revolution erlebt, die trotz den mancherlei Dissonanzen unsers Zeitalters hinlänglich beweist, mit welchen Riesenschritten Vernunft und Cultur Fortschritte gemacht haben; die um so bewundrungswürdiger ist, je mehr sie den edlen Männern, die sie bewirkten, Mühe kostete, und je mehr Vorurtheil und veraltete Gewohnheit in geschwisterlicher Eintracht sich jeder Verbesserung entgegen stemmten, und aus Leibeskräften jedem wohlgemeinten Rathe den Eingang in die Kinderstuben verrammelten.

Eine vernünftigere, auf die aus dieser Revolution entstandenen Grundsätze gebaute, Erziehungsmethode bekannter zu machen, ist also wohl keine unnöthige Arbeit, wenn auch schon manches davon Mancher gesagt hat; denn kann wohl etwas, von dem für immer unser ganzer physischer Werth und dadurch ein großer Theil unsers moralischen abhängt, von dem unstreitig die physische Restauration der Menschheit ausgehen muß, zu oft gesagt werden?

Genugthuender für mein Gefühl kenne ich keine Belohnung, als den Gedanken: hiedurch vielleicht etwas zur vernünftigern Erziehung in meinem Vaterlande beizutragen und mitzuwirken: daß unsere Nachkommen gesünder, glücklicher und — besser seyn werden.

Vorrede zur neuen Ausgabe.

Das günstige, meine Erwartung weit übertreffende Urtheil, was man in allen Recensionen, die mir über diese Schrift zu Gesicht gekommen sind, gefällt hat, ermunterte mich, da die erste Ausgabe jetzt vergriffen ist, diese Schrift von neuem zu bearbeiten, und die mir bekannten Mängel, worunter ich auch die zahllose Menge, nicht selten den Sinn entstellender Druckfehler rechne, zu verbessern.

Meine Erfahrung über die physische Erziehung der Kinder hat sich seit den sieben Jahren, da die erste Auflage erschien, beträchtlich erweitert; ich habe das reine Vergnügen mehrere Male genossen, meine gemachten Vorschläge von Männern, die die allgemeine Achtung besitzen, prüfen und anwenden zu sehen; aber ich sah auch, daß, so leicht und gewöhnlich es jetzt ist, Stunden lang von der Erziehung der Kinder zu reden, so schwer und selten gleichwohl eine wirklich weise, und zweckmäßige Erziehung sey. Es wird dazu Kenntniß, Vorsicht, und Behutsamkeit, ein fester, ruhiger, und liebevoller Sinn, Geduld, Ausdauer, und immer rege Aufmerksamkeit erfordert. — Eigenschaften, die nur wenige Erzieher und Aeltern in sich vereinigen!

Man kann daher noch nicht oft, und nicht laut genug die Fehler rügen, die täglich in diesem Puncte und besonders in den ersten Jahren der Kinder begangen werden, wo diese in ihrer Schwäche, in ihrer Hülflosigkeit uns doppelt theuer sind, wo sie uns fast jeden Augenblick zur Theilnahme, und Hülfe auffordern, und wo denn gerade die natürliche starke Liebe, die dem Vater- und Mutterherzen so tief für ihre Kinder eingepflanzt ist, die sie mit so süßen und festen Banden an ihre Lieblinge knüpft, eine, nur allzureiche, Quelle vieler Fehler, und Verirrungen wird, wenn sie nicht von richtigen Grundsätzen geleitet wird.

Mein heißester Wunsch geht dahin, zur Verbreitung solcher Grundsätze nach Kräften — mein Schärflein beizutragen.

Eingang.

Wir wechseln unsere Meinungen, wie unsere Wäsche, finden das heute abgeschmackt, worüber wir vor vier Wochen entzückt waren! Das war vorzüglich der Fall mit unserm Erziehungswesen. Wir künstelten so lange, fanden so vieles zu verbessern, daß wir endlich vom Wege der Natur ganz abkamen; daher die widersprechenden Methoden, daher die entgegen gesetzten Meinungen so vieler Pädagogen, daher das Fallen von einem Extrem ins andere. —

Zurückgehen, ohne alle Umstände zurückgehen müssen wir auf den einfachen Weg der Natur. Jeder andere Weg ist Irrweg, und führt um so weiter vom Ziele, je mehr er von diesem geraden abgeht. Der Verlust so vieler Tugenden, die unsere Vorfahren so vortheilhaft auszeichneten, ist großen Theils Folge unseres schwankenden Erziehungs-Systems.

Unsere guten Ahnen künstelten nicht mit komplizirten Erziehungs-Planen. Sie folgten ihrem geraden Menschenverstande, und blieben der Natur getreuer; sie ließen dieser weisen Künstlerinn freiere Hände, und eben deswegen wurden ihre Kinder gesunder, stärker, und tugendhafter[1]. Sie machten ihre Kinder nicht altklug, pfropften sie nicht voll theoretischer Kenntnisse und verhinderten also dadurch das Wachsthum und die Vervollkommnung ihrer Körper nicht.

Durch ihre natürliche Erziehung erwachte bei ihren Kindern der Geschlechtstrieb spät; daher ihr hohes und gesundes Alter, daher ihre eiserne, unerschütterliche Gesundheit.[2] Und was sind denn wir nun gegen unsere Alten, und was werden, wenn das so fortgeht, unsere Nachkommen seyn? Gebildeter, geschmeidiger, verschlagener sind wir; aber wie viel denn nun weniger Laster? Was denn nun neues für alte, wilde Sitte, und rohe Natur? — Chikane und List doch nicht für Gewalt: doch nicht geschmacklose, gefühlwidrige, naturlästernde Verzierung für den ungekünstelten Schmuck noch unentstellter, unverdorbener, reizender Wesen: doch nicht hinlänglich lodernde Rache — verlarvte langsam peinigende Wuth: im Herzen verschlossener, verdorbener, nachlaurender Groll, für offenen, männlichen, schnellstürmenden Grimm, oder in Heftigkeit aufbrausenden, und bald wieder in Empfindungen ächter Freundschaft sich stillenden jähen Unwillen unsrer Väter? — Schminke doch nicht für Tugend?

Wir machten durch Kultur unseres Bodens unsern Himmelsstrich südlicher; wir bereicherten durch Vermischung der Erzeugnisse aller Klimaten unsern Körper und unsern Geist mit den Eigenschaften südlicher Völker, mit ihrer Empfindsamkeit, lebhaften Einbildungskraft, frühreifen

Verstande, mit ihrer Geilheit und Trägheit. Unser unausstehlicher Egoismus, unsere fade Selbstsucht kömmt zum Theil aus unserer abgeschmackten Diät; eben daher kömmt unsere läppische Eitelkeit, die ihre Nahrung bei äußerlichen Zeichen findet. Die wahre Ehrbegierde durch sich selbst groß zu seyn, ist mit unserer Lebensart weggewichen. Unsere erhöhte Empfindsamkeit, unsere kränkliche überspannte Eitelkeit machen uns Eckel an allen ernsthaften Arbeiten, sind Schuld an unserem unaufhörlichen Hindringen zu rauschenden Gesellschaften, jagen uns von Zerstreuung zu Zerstreuung; machen, daß wir nicht leicht zur Besonnenheit, zur stillen Ausübung des Geistes zurückkommen, daß wir immer kränklich, unlaunicht, mißvergnügt mit der ganzen Welt, und daher unglücklich sind. — Wir sind aus diesem Wirbel nicht zu retten; aber unsere Nachkommen wieder in den glücklichen Zustand unserer Voraltern zu setzen, ihnen die Tugenden ihrer Ahnen wieder zu geben, das wird bessere, das wird natürlichere Erziehung vermögen; die wird es dem Moralisten leicht machen, zu wirken: wie und was er will.

Die Natur wollte den Menschen zum Bewohner der ganzen Erde machen, daher konnte sein Instinct nicht überall derselbe seyn. Sie modifizirte ihn nach Klima, Diät, Gewohnheit und Erziehung etc., die bekanntlich sehr auf den Menschen wirken[3], und Schuld daran sind, daß er in so verschiedenen Formen auf der Erde erscheint: daß man kaum glauben sollte, daß es ein und dieselbe Menschengattung sey; allein in jeder Lage, unter jedem Himmelsstrich giebt sie ihm seine Weisung, wie er gesund, wie er glücklich leben kann.

Da wo unsere Seefahrer den nackten, kalten Eisthron der Natur antrafen, da an dieser Gränze ist der Grönländer, der meistens nur fünf Fuß hoch ist, mit den Eskimos seinen Brüdern, die kleiner sind, je näher sie nach Norden wohnen. Sein Kopf ist im Verhältnisse des Körpers groß; das Gesicht breit und platt, weil die Natur, die nur in der Mäßigung und Mitte schön wirkt, hier noch kein sanftes Oval rundet, und insonderheit die Zierde des Gesichts, den Balken der Wage, die Nase, noch nicht hervortreten lassen konnte[4]. Seine Haare sind sträubigt, weil es, um weiche und seidne Haare zu bilden, an seinen emporgetriebenen Säften fehlt; das Auge ist unbeseelt, das Blut fließt träge, sein Herz schlägt matt, der Geschlechtstrieb ist bei ihm kalt. Die Lappen bewohnen einen mildern Erdstrich, daher sind auch sie milder. Ihre Größe ist schon beträchtlicher, die runde Plattigkeit des Gesichts nimmt ab, die Backen senken sich, das Auge wird dunkel grau, die schwarzen stracken Haare werden schon gelbbraun u. s. w.

Mitten im Schoose der höchsten Gebürge liegt das Königreich Kaschmire verborgen, wie ein Paradies der Welt. Fruchtbare und schöne Hügel sind mit höhern und höhern Bergen umschlossen, deren letzte sich mit ewigem Schnee bedeckt zum Himmel erheben. Hier rinnen schöne

Bäche und Ströme; Inseln und Gärten stehen im erquickendsten Grün; mit Viehweiden ist alles überdeckt; die Einwohner werden für die geistreichsten und witzigsten Indier gehalten. Sie sind zur Poesie und Wissenschaften gleich aufgelegt; sie sind die wohlgebildetesten Menschen, ihre Weiber oft Muster der Schönheit. Die Gestalt der Hindus[5] ist gerade, schlank, schön; ihre Glieder fein, proportionirt; ihr Gesicht offen, gefällig; ihr Tragen des Körpers im höchsten Grade anmuthig und reizend, und wie die Leibesgestalt, so ist auch ihr Geist. Mäßigkeit, Ruhe, sanftes Gefühl bezeichnen ihre Arbeit, ihre Sittenlehre, Mythologie, ihre Künste, selbst ihre Duldsamkeit unter dem äußersten Joche der Menschheit.

Bei dem heissen Afrikaner ist das Profil und der ganze Bau des Körpers wieder anders. Der Mund tritt hervor, dadurch wird die Nase stumpf und klein. Die Stirne ist zurückgewichen, das Gesicht hat von vorne Aehnlichkeit der Konformation zum Affenschädel. Hienach richtet sich die Stellung des Halses, der Uebergang zum Hinterkopf, der ganze elastische Bau des Körpers, der bis auf Nase und Haut zum thierischen sinnlichen Genuß gemacht ist. In diesem Mutterlande der Sonnenwärme ist alles fruchtbar, alles Leben. Feine Geistigkeit wird hier der kochenden Brust versagt, aber dafür hat der Afrikaner Fibernbau, der an jene Gefühle nicht denken läßt. Er schwimmt, läuft, klettert sorglos mit unglaublicher Behendigkeit: er trägt alle Unfälle seines Klima[6]. Er vermißt nicht das quälende Gefühl höherer Freuden, für die er nicht gemacht ist. Die Natur hätte kein Afrika schaffen müssen, oder in Afrika müßten Neger wohnen.

Wie der Araber in der Wüste, und der Mongole auf seiner Erdhöhe in seinen Steppen einherzieht, so zieht der wohlgebildete Beduin in seiner weiten afrikanisch-asiatischen Wüste herum. Auch er ist ein Nomade in seiner Gegend, mit ihr ist seine einfache Kleidung, seine Lebensweise, seine Sitte, sein Karakter harmonisch; er liebt seine Freiheit, verachtet Reichthümer und Wollüste, ist leicht im Laufe, fertig auf dem Roße, seine Gestalt hager, nervigt; seine Farbe braun, seine Knochen stark; er ist edel, treu, sein gefahrvolles Leben macht ihn behutsam, argwöhnisch; das Einsame seiner Wüste macht ihn zum Gefühl der Rache, der Freundschaft, des Enthusiasmus aufgelegt.

Der Kalifornier am Rande der Welt[7] in seinem unfruchtbaren Lande, bei seiner dürftigen Lebensart, bei seinem wechselnden Klima, klagt nie über Hitze und Elend, irrt immer und schläft fast jede Nacht wo anders, entgeht oft dem Hunger nur schrecklich, ißt nicht selten den Heusamen aus seinem eigenen Koth wieder heraus; sein Hausgeräth besteht in Därmen, worin er Wasser hohlt, und doch ist er — gesund und glücklich. Er schäckert, singt und lacht den ganzen Tag, wird alt, und ist so stark, daß er mit seinen zwei Vorderzähnen beträchtliche Steine heben kann. Er erträgt Schmerzen mit unglaublicher Standhaftigkeit, und erwartet den Tod im hohen Alter mit einer Gleichgültigkeit, die kaum ein europäischer Philosoph erreicht. Die Einwohner an den Ufern des Senegal leben in einer Hitze, die den Weingeist zum Kochen bringt; und die in der Hutsons- und Davids-Bay in Kamschatka, im nördlichen Asien in einer Kälte, die den konzentrirtesten Weingeist, selbst das Quecksilber gefrieren macht[8], und sind gesund, stark. —

Das sind nun die Menschen aus verschiedenen Winkeln der Erde, das sind solche, die wir Barbaren nennen, das sind Völker, deren Körper und Karakter durch die Einwirkung äußerer Ursachen so sehr von uns absteht, und sie sind — glücklich, weil sie den Instinct, durch den die weise Natur spricht, hören, und — befolgen, wenigstens genauer, wie wir. Der Europäer, der immer künstelt, immer an der Natur zu verbessern findt, ist kränklich, siech, elend — unglücklich. Wo er auch nur immer in einen Winkel der Erde hinkömmt, da weicht Ruhe, Gesundheit und Glückseligkeit weg. Das auffallendste Beispiel sind die Brasilier, die ehedem ihres Alters wegen berühmt waren. Damals lebten sie ganz einfach, und daher glücklich. Sie waren stark, gesund; ihre Kinder wurden früh mannbar, waren fast nie krank, und lebten sehr lange; allein so bald die Europäer sie überwanden, ihre Erziehung, ihre Sitten, ihre Kniffe einführten, sie mit ihren Ausschweifungen, mit ihrer Unmäßigkeit bekannt machten, — weg war das Glück dieser guten Einwohner, Gesundheit, langes Leben, Zufriedenheit, Alles, Alles war verschwunden, wie der Nebel bei der aufgehenden Sonne.

Also noch einmal: Zurückgehen müssen wir auf den Weg der Natur; dann werden wir glücklicher werden, und dann wird die Kultur unseres Geistes groß, und kraftvoll werden; wenn unser Körper gesunder seyn wird. —

Es ist wahr: es entscheiden schon über unser künftiges Glück, über einen großen Theil unserer physischen und moralischen Tugenden Umstände, die sich lange vor unserer Geburt ereignen. Der körperliche und Seelenzustand unserer Aeltern in dem Augenblicke, da sie sich mit der Gründung unserer Existenz beschäftigen, bestimmt schon großen Theils unsern zukünftigen Werth. „Ich wünschte (sagt Tristram Shandy) daß mein Vater, oder meine Mutter, oder lieber alle beyde (denn im Grunde war der eine so gut dazu verbunden, als der andere) hübsch darauf gedacht hätten, worauf sie umgiengen, als sie mich zeugten: hätten sie gehörig in Erwägung gezogen, was für ein wichtiges Geschäft sie verrichteten — ich bin innig überzeugt: ich würde eine ganz andre Figur in der Welt gemacht haben.“ Und wirklich es ist keine phantastische Vermuthung, daß in dem Augenblicke unsrer anfangenden Existenz schon mancherlei Umstände auf uns — auf immer auffallend grossen Einfluß haben. Müller hat wahrlich ganz Recht, daß er sagt, so oft ich ein mürrisches, träges Temperament sehe, so fühle ich mit

Frank die Versuchung zu denken, daß die Mutter desselben zur Unzeit genießt, und der Vater noch halb im Schlafe ihr gedankt habe. Kinder, die mehr aus Pflicht, als natürlicher Aufwallung gezeugt werden, haben immer das Ansehen, als wäre es ihnen nicht recht Ernst, in der Welt ihre angewiesene Rolle mitzuspielen, und höchstens dienen sie — die Scenen des menschlichen Lebens auszufüllen. — Das leidet wohl keinen Widerspruch; eben so wenig, als daß die Aufführung der Mutter während der Schwangerschaft auf unser künftiges Wohl und Wehe wirkt; aber eben so wahr ist es, daß das Physische der Erziehung alle unsere mitgebrachte Anlagen auf eine unglaubliche Art modifizirt; daß sie durch ihren Einfluß auf den Körper eben so auf Moralität wirkt; wie umgekehrt Regierungsform, Religion etc. auf unsere physische Beschaffenheit wirken. Man kann versichert seyn (sagt Hufeland)[9] daß man durch eine gute physische Erziehung nicht bloß den Körper, sondern auch die Seele bildet, und daß man schon im ersten Jahre dadurch selbst den Seelenorganen eine ungemein glückliche Richtung geben kann, die die nachherige moralische Bildung sehr erleichtert, so nach meiner Meinung ein wesentliches Stück derselben ist. — Denn wie viel Schiefheiten der Denkart, und des moralischen Gefühls sind im Grunde nichts weiter, als Kränklichkeit und Verstimmung der Seelenorganen; und ich bin völlig überzeugt, daß ein gesunder Zustand der Organisation, und naturgemäße Vertheilung, und Harmonie der Kräfte der wesentliche Grund von der Gabe ist, die man gesunden Menschenverstand, *bon sens*, nennt, und die eigentlich nichts anders ist, als ein gehöriges Gleichgewicht, und harmonische Brauchbarkeit der Seelenkräfte. Man wird's dem Arzte verzeihen, wenn ich zu bemerken glaube, daß aus eben dieser Ursache Witz, Genieflug, erhitzte Einbildungskraft, Schwärmerey u. s. w. in unserer Generation weit häufiger sind als reiner natürlicher Sinn, und richtige Urtheilskraft; wenn ich jene glänzenden Eigenschaften der jetzigen Zeit nicht als Ausbrüche von Kraft, sondern als bedenkliche Symptomen einer kränklichen, und ungleichen Seelenreizbarkeit ansehe, und wenn ich zu hoffen wage, daß durch fortgesetzte bessere, und naturgemäßere Behandlung des physischen Menschen auch eine gesündere Geistesstimmung zu erwarten seyn dürfte. Dieser Meinung ist auch der ehrliche J. J. Rousseau[10].

Die Natur bildet selbst den physischen Menschen zu dem, was er mit der Zeit seyn soll, und wenn man sie ungehindert arbeiten läßt, so bringt sie beinahe lauter Meisterstücke hervor, und überläßt uns die grosse Kunst — aus Bäumen, und Menschenkindern Zwerge zu erziehen. Man lasse also nur die Natur allein ihren eigenen Weg einschlagen; man dünke sich nur nicht weiser, als diese kluge Schöpferinn; man lasse ihr ganz freies Spiel (wenigstens denn doch in so weit, als unser gesellschaftlicher Zustand es erlaubt) und man hat dann gerade alles gethan, was man in diesem wichtigen Zeitpunkte thun muß, weil man — nichts gethan hat. Daher sind die mehrsten Menschen, die man Wilde nennt, von der vortrefflichsten körperlichen Bildung, ihre Mädchen schlank, und zur Geburtsarbeit so aufgelegt, daß unter tausend Gebärenden nicht eine stirbt.

Ueber das Verhalten während der Schwangerschaft.

Das Betragen der Mutter während der Schwangerschaft hat auf ihr Kind einen so wichtigen Einfluß, daß diese Periode auch wohl bloß in Hinsicht auf das Kind, eine eigene Betrachtung verdient. — Die Erfahrung lehrt, daß fast immer das Kind gesund, und stark zur Welt kömmt, wenn die Mutter während der Schwangerschaft sich wohl befand. Die Mutter ist es daher nicht nur sich selbst, sondern auch ihrem Kinde schuldig, Alles anzuwenden, um in dieser Zeit gesund zu seyn. Krankheiten, sieches Leben, und der Tod erwarten sie, wenn sie während diesem Zeitpunkte ihre Gesundheit vernachlässigt: eine leichtere Entbindung, ein gesundes Kind, und häusliche Freude sind der Lohn, den ihr die Natur für diese kleine Aufopferungen werden läßt.

Um gesund zu seyn, muß eine Schwangere im Allgemeinen so leben, wie Frauenzimmer überhaupt leben müssen, wenn sie gesund bleiben wollen. Mäßige Leibesbewegung zu Fuße ist den Schwangern durchaus wesentlich. Zu heftige Bewegung durch Tanzen, durch Spazierfahrten in rüttelnden Kutschen ist äußerst nachtheilig. Sie müssen sich bestreben in die Haltung ihres Körpers so viele Mannigfaltigkeit zu bringen, als nur möglich ist. Zu langes Stehen, lange anhaltendes Sitzen, Liegen, Gehen, sind gleich nachtheilig. Ihre Kleidung muß bequem, und besonders der Ausdehnung des Bauchs, und dem Anschwellen der Brüste, angemessen seyn, und hinlänglich warm halten, vorzüglich in Jahrszeiten, wo die Witterung oft plötzlich wechselt. Am meisten fehlen hiebey Frauenzimmer in der ersten Schwangerschaft, und am Anfange, wo eine, sehr übel angebrachte Schaam, ihre Bestimmung erreicht zu haben, und Mutter geworden zu seyn, sie nicht selten verleitet, sich in enge Kleider einzuschnüren, und dadurch dem Wachsthume des Kindes hinderlich zu seyn. — Reinlichkeit ist auch in diesem Stande sehr zu empfehlen, da die Geburtstheile in den letztern Monaten fast immer eine schleimigte Feuchtigkeit ausfließen lassen.

Ihre Nahrung muß in gesunden, gutnährenden, leicht verdaulichen Speisen bestehen; z. B. Fleischspeisen, Fleischsuppe, weichgekochten Eyern u.d.gl. Blähende Gemüse, und Früchte, alles Fett, Mehlspeisen sind ihnen nachtheilig. Sie müssen wenig auf einmal, aber oft essen, weil ihre Eingeweide gedrückt werden. Zum Getränke müssen sie das wählen, woran sie gewohnt waren. Schwächlichen ist es besonders zuträglich, täglich etwas Wein zu trinken. Mutter, und Kind werden sich dabey sehr wohl befinden. Die Alten verboten den Weibern in diesem Zustande zu allgemein den Wein, und so strenge, daß grundgelehrte Männer demonstrirt haben, dadurch sey das Küssen aufgebracht worden, um nämlich zu erfahren, ob die Weiber — Wein getrunken hätten. Reine Luft ist den Schwangern sehr anzurathen;

daher sind Spaziergänge bei schönem Wetter für sie so heilsam; daher aber sollen sie auch keinen zahlreichen Versammlungen beiwohnen; z. B. in Kirchen, Schauspielhäusern etc., wo ihnen ohnedies noch das Gedränge schädlich werden kann; deswegen bekömmt ihnen auch der Aufenthalt in Obstkammern, Kellern, in Zimmern, die frisch angeweißt sind u. s. w. gar nicht gut. Schlafen müssen Schwangere wohl etwas länger, als andre, da sie sich leichter ermüden, also mehr Erholung bedürfen, und auch gewöhnlich etwas unruhig schlafen.

Vor allem aber ist Mäßigkeit im Genusse der Liebe, und Vermeidung jeder heftigen Gemüthsbewegung den Schwangern streng zu empfehlen. Blutstürze, Mißfall, Tod sind nicht selten die Wirkungen von beiden.

Aber was hat es in der Schwangerschaft mit dem so genannten Versehen für ein Bewandniß? Die Weiber versehen sich nie. Die Furcht vor dem Versehen ist ganz ungegründet, und dies Vorurtheil ist um so nachtheiliger, da es die vielen Unbequemlichkeiten in diesem Stande bei einer Menge von Weibern beträchtlich vergrößert; aber wie (werden eine Menge Matronen mit sichtbarem Aerger in ihrem sonst ganz weisheitsvollen Angesicht sagen) wie läßt sich das behaupten, da tausend, und abermal tausend Geschichten die Wirklichkeit des Versehens bewähren: ja freilich Geschichten; aber welche? Den meisten steht unverkennbar der Stempel ihres Ursprungs vor der Stirne; bei weitem der größte Theil kömmt schnurgerade aus der Ammenstube, und sie datiren sich fast alle aus den Zeiten des Aberglaubens, und der Unwissenheit! Wer ist heute noch gutmüthig genug zu glauben, daß eine italiänische Dame sich an dem Bären in dem Wappen des Herzogs von Ursini versehen, und darauf einen Knaben — in einer Wildschure geboren habe? daß eine Schwangere, wie Pater Mallebranche erzählt, einen Verbrecher radbrechen sah, und in einigen Tagen nachher ein Kind gebar, dessen Glieder, wie die des Geräderten, gebrochen gewesen seyen? Der Ehrwürdige Pater hat bey Erzählung dieser Geschichte noch die Menschenliebe, ein leichtes, und ganz wohlfeiles Hausmittel bekannt zu machen, das sich nur nicht in jeder (wohlgezogenen) Gesellschaft anwenden läßt, nämlich: die Schwangere soll sich gleich an dem ründesten, und hintersten Theil des Körpers kratzen, wenn ihr der schreckliche Gegenstand einfällt; und dann sind alle Folgen des Schreckens wieder weggewischt: Wer Lust hat die lächerlichsten Dinge der Art zu lesen, der kann sie in den Schriften Schenk's, Hellwig's, Horst's, und andrer Kompilatoren dieser Gattung, in reichlicher Menge finden. Indessen sind allerdings nicht alle Geschichten von derselben Art. Die wahrscheinlichsten entstanden daher, daß sie verkehrt vorgetragen wurden, und dadurch natürlich großes Gewicht erhielten. Der Vortrag ist nämlich so eingerichtet, als wenn man die Beobachtung schon während der Schwangerschaft angefangen hätte; und nun bey der Niederkunft sey die Sache eingetroffen, da doch in der That solche Mahlzeichen unvermuthet gekommen sind, ob man sie gleich nachher von diesem, oder jenem Umstande nach der gewöhnlichen Methode hergeleitet hat, und nicht selten mit beträchtlichen Vergrößerungen. Eins der am meisten verführerischen Beispiele ist, meines Erachtens, die bekannte Geschichte vom König Jacob, dem 1ten in England. Seine Mutter Maria Stuart war mit ihm schwanger, als ihr Liebling Rizzio vor ihren Augen mit vielen Wunden erstochen wurde. Sie erschrak über diesen Zufall heftig, und wurde nachher von Jacob entbunden, der nun eine solche Furchtsamkeit besaß, daß er nie einen bloßen Degen, ohne Zittern und Entsetzen sehen konnte; aber man verschweigt meistens geflissentlich, daß Jacob sich eben so heftig vor dem Knall einer losgeschossenen Flinte entsetzte, und doch war Rizzio durch kein Schießgewehr umgebracht worden!

Diese Geschichte beweißt (deucht mir) im Grunde das Gegentheil; denn Jacob brachte nicht ein einziges Muttermal zur Welt, trotz den vielen Wunden, die seine Mutter an Rizzio mit Schrecken gesehen hatte. — Wer die Geschichte der zartesten Kindheit Jacobs, und die großen Unruhen in seiner Minderjährigkeit kennt, der kann es, ohne an das Versehen zu glauben, leicht begreifen, wodurch dieser König so furchtsam wurde.

Kein Blutgefäß (weder Schlagader, noch Blutader) gehen unmittelbar von der Mutter in's Kind, und nicht ein einziger Nerve! Und Einbildungen sind doch, wie alles, was von unsern Sinnen abhängt, ein Spiel der Nerven! Das Kind steht mit seiner Mutter in keiner unmittelbaren Verbindung; es lebt für sich, ein eigenes Leben, lebt durch die Nachgeburt. Wie kann also das Versehen statt haben?

Die Einbildungskraft kann uns gähnen, erbrechen, traurig, fröhlich machen; ober ich weiß nicht, wie sie dem Kinde im Mutterleibe den 11ten Finger, oder einen 2ten Kopf machen kann, oder im Gegentheil wie sie die Nase aus dem Gesichte zu wischen vermag, u. d. gl.

Hat denn die Einbildungskraft der Mutter dem Kinde die 10 natürlichen Finger, oder den natürlichen Kopf gebildet? Ist es denn ein Werk der Phantasie der Mutter, schwanger zu seyn? Im Stande der Unschuld, sagt der heil. Thomas von Aquino, war schon durch die bloße Einbildung der Mutter ein Kind fertig: die Theile, die man jetzt dazu braucht, kamen erst nach der Erbsünde. Wir sind aber bekanntlich nicht mehr in jenen Zeiten. —

Die Muttermäler sind nichts anders, als Hautkrankheiten, oder Knochenauswüchse, die die geschäftige Phantasie der Gevatterinnen im ersten Falle zu Kirschen, Erdbeeren, Mäuse, u. s. w. erhebt; und im letzten entsteht denn oft das, was man mit dem Namen Kalbs-, Schweinsgesichter, Froschköpfe etc. etc. belegt. — Daß die Maulbeeren, Erdbeeren, u. d. gl. im Sommer mit den Früchten dieses Namens wachsen, ist sehr natürlich; das ist ja auch der Fall mit den Sommersprossen, die mit ihnen eine und dieselbe

Hautkrankheit sind. Auch bey den Thieren und Pflanzen finden sich Monstrositäten; versehen sich diese etwa auch? Weickardt sagt in dem ihm eigenen Tone: „Ich sah im vorigen Jahre einen Kirschbaum, woran viele Kirschen mit krummen Stielen hiengen. Das muß wohl auch ein Muttermaal an den Kirschenstielen gewesen seyn; vielleicht hat sich der Baum an einem krummbeinichten Kerl versehen, da er eben in der Blüthe stand? Ich sah an einem Apfelbaum einen Apfel, an welchem noch ein kleiner Auswuchs war, der vollkommen einer Stachelbeere glich: ich fand nun bald die Ursache dieses Maalzeichens, indem ich eine Stachelbeerenstaude in der Nähe sah, woran also vermuthlich sich der Apfelbaum muß versehen haben."

Wenn eine sehr heftige Begierde der Mutter eine Veränderung in der Gestalt des Kindes bewirken kann, wie kömmt es denn, daß es noch so viele Häßliche unter uns giebt? Welche Mutter sehnt sich nicht während ihrer Schwangerschaft nach einem schönen Kinde? Warum endlich gleichen so manche Kinder nicht ihrem vorgeblichen Vater, sondern dem Cicisbeo der Mutter?

Es ist aber doch nichts gewisser, als daß gerade bey den Kindern, über deren Vater die meiste Controverse statt hat, die Mütter den sehnlichsten Wunsch hegen, daß das Kind dem Manne, und nicht dem Hausfreunde gleichen möge.

Ueber die Behandlung der Neugebohrnen.

Der aus dem Schooße seiner Mutter hervorgetretene Mensch kömmt kaum — in diese beßte Welt, so vereinigen sich (noch ehe er athmet) schon Konvenienz und Vorurtheile aller Art, ihn gleich in Empfang zu nehmen, denn zum Unglück hält er seine *joyeuse entrée* meist immer unter lauter Weibern.

Halb ohnmächtig, müde, abgemattet von seiner beschwerlichen Reise, kömmt er in ein neues Element. Er muß athmen, er muß sich einer plötzlichen Veränderung der Temperatur unterwerfen; das ist viel, sehr viel. Doch das hat er mit vielen Thieren gemein, aber daß er nun auch gleich einem halben Dutzend Gevatterinnen und Frau Baasen in die Hände fällt, das ist — weit mehr. Nicht selten hat er schon Glieder zerbrochen, verrenkt, ehe er geboren ist u. d. gl.! Bei andern Thieren lehrt der Instinct den Neugebohrnen, was er thun soll, aber den haben unsere Kinder durch die Kultur der Aeltern schon eingebüßt; und hätten sie ihn auch noch, was würde er ihnen helfen? Dem würden die Weiber, und das *Profanum Vulgus* der Aerzte, die sich immer klüger wähnen, als die Natur, schon *secundum Leges Artis* begegnen.

Die Mutter ist gleich nach der Geburt, in Beziehung auf andre Thiere, in Beziehung auf natürliche Menschen in einer schrecklichen Lage, liegt oft Stundenlang — ermattet, kraftlos da. Andre Mütter zerkauen meist in diesem Augenblicke die Nabelschnur; allein diese oder sonst eine sichere Trennung von der Nachgeburt, würden unsere Mütter aus Schwäche nicht vermögen; ein Dritter ist daher meist immer schon nöthig, um durch ein Verband das Leben des eben Gebornen zu retten.

Die Natur hat, um das Leben der Neugebornen zu schützen, bei allen uns verwandten Thieren, wo nicht in beiden Zeugenden, doch immer in der Mutter eine kräftige Schutzwehre für den Kraftlosen gesetzt. Denn gerade wie das Kind noch schwächer ist, ihres Schutzes mehr bedarf, gerade in dem Verhältnisse ist ihre Zuneigung größer. Die Natur gab in diesem Zustande dem Kinde Wächter, die das Wohl des Kindes mit ihrem Leben erkaufen, und bey denen in dieser Epoche die laute Stimme eigener Selbsterhaltung taub ist. Das ist der Fall bey sehr vielen Thieren, und der Mensch selbst ist wenigstens hierinn noch nicht ganz ausgeartet. Die Liebe zum Kinde (möchte ich sagen) verhält sich umgekehrt, wie die Kultur der Aeltern. Konvenienz und Degeneration machen den kultivirten Menschen die Kinder gewöhnlich zur Last. Das letzte wirkt sogar auf die Thiere, die der Mensch unterjochte, die er zu seinen Hausthieren machte; auch die lieben ihre Jungen um so weniger, je mehr sie gezähmt sind; betrachten wir z. B. die Pferde, die Kühe, die Schafe etc.; auch bei denen ist dieser edle Instinct fast ganz verloschen.

Wir wollen ein Mal, um zu sehen, was wir mit unsren Neugebornen thun müssen, betrachten, was die Thiere, die uns am nächsten sind, mit den ihrigen machen.

So wie die Jungen zur Welt gekommen sind, lecken die Mütter sie ab, legen sie so, daß sie warm bleiben, und bedecken sie gewöhnlich, um diesen Endzweck vollkommner zu erreichen, von Anfang meistens ununterbrochen mit ihrem Körper, und geben ihnen dann die mütterlichen Brüste. Das Lecken dient ihnen statt des Bades; die Wärme, um den Uebergang von der Temperatur der mütterlichen Gebährmutter zu der der Atmosphäre nicht zu plötzlich fühlen zu lassen; vielleicht auch, um die Wirkungen der Luft auf die noch ungewohnte Haut vor der Hand öfter zu unterbrechen. Die Milch dient den Jungen in diesem Augenblicke statt Arzney, um das Mutterpech abzuführen, und zugleich als Nahrung. Auf die Art, wie die Jungen liegen, nehmen die Alten keine sonderliche Rücksicht: diese liegen, wie sie selbst wollen, das heißt: wie sie am bequemsten warm gehalten werden können. Was thun nun aber wir?

Wir Meisterstücke der Schöpfung kommen mit einem weißen, käsigten Firnis zur Welt, der das erste Bad nothwendig macht, da unsere Damen zum Ablecken sich ohnedies nicht verstehen würden. Wir haben nach den verschiedenen herrschenden Principien der Aerzte uns auch gewöhnlich verschiedener Surrogate für das Lecken bedient. — Viele werfen, wie ehemals die Deutschen, die Kinder, die kaum dem mütterlichen, warmen Bade entschlüpft sind, in eiskaltes Wasser, als wenn es eine Kleinigkeit sey für den Neugebornen, die Temperatur des Mediums, worinn er sich aufhält, von 96° Fahr. plötzlich auf 32° herunter zu bringen. Oder als wenn man den menschlichen Körper wie einen Stahl durch plötzliches Löschen hart machen könnte. Diese Mode ward schon einigemal in verschiedenen Gegenden und zu verschiedenen Zeiten befolgt. Das thaten noch nicht sehr lange russische Mütter. Raulin[11] zeigt in einem eigenen Kapitel, daß bey den Alten die kalten Bäder für die Kinder üblich gewesen seyen. Und dies fand zu jeder Zeit hier und da Beifall. Floyer glaubt, die rachitische Krankheit sey nur erst seitdem entstanden, da man in der englischen Kirche aufgehört, die Kinder bey der Taufe ganz einzutauchen, und sie statt dessen blos besprengt habe. Cullen[12] versichert, daß er in allen den Familien, in welchen man die Kinder von ihrer Geburt an alle Morgen in kaltes Wasser getaucht habe, nie ein Beispiel von einem rachitischen Kinde gesehen habe. Vermuthlich war das der Fall, weil es nur äußerst starke Kinder waren, die das überlebten; die andern wurden wahrscheinlich durch diese Operation nicht bloß von der englischen Krankheit, sondern von allen Uebeln, die uns diesseits des Vorhangs der Ewigkeit befallen können, radikal geheilt[13].

Auch Venel[14] ist für die kalten Bäder, und immer noch giebt es einige Aerzte, die dieser Methode nicht ganz abgeneigt sind, vorzüglich die, die das Rauhe der Erziehung nicht genug vertheidigen können, und ihren ganzen Plan so einrichten, als wenn sie aufgestellt wären, unsere Kinder als Rekruten nach Lappland zu schicken. Offenbar ist diese Sitte aus der irrigen Voraussetzung entsprungen: „Kälte stärkt." — Unglücklicher Weise wird meistens nach jener Eisprobe gleich noch eine Art von Feuerprobe vorgenommen, die immerdar, wenn sie ausgehalten werden kann, einen sehr soliden Fond von Kräften des neugebornen Kindes voraussetzt: ich meine das Wickeln. Neun Monate war es in seiner Mutter in einer fast kuglicht zusammengerollten Lage; aber so wie es zur Welt kömmt, so spannt man es gleich kerzengerade in Windeln, umwickelt es recht nachdrücklich mit Binden, und damit dieser kleine mummisirte Martyrer gar nicht friere, so wird er erst in ein Kissen gebunden, mit diesem unter Federbetten in eine Wiege vergraben, diese wieder mit einer Himmeldecke verwahrt, und wenn das Glück gut geht, nun — zum heissen Ofen gesetzt. In der That sollte man glauben, daß einem Menschen, der solche Qualen hat ertragen können, keine andere im Laufe seines künftigen Lebens unerträglich fallen könnten.

Aber was sollen wir dann nun thun in dieser Periode? — Das, was augenscheinlich die Natur gebeut. Sie verträgt nie Sprünge, und wohl am allerwenigsten hier. Man soll das Kind also die Abwechselung der Temperatur so wenig, wie möglich, fühlen lassen. Man soll es daher gleich in ein Bad von lauwarmem Wasser bringen, das die Wärme des menschlichen Körpers hat, und ihm da gelinde den käsigten Ueberzug abwaschen. Brouzet[15] sagt: die Haut bekomme dann eine rosenartige Röthe; und nach Vandermonde[16] sollen die Kinder um so schöner werden, je röther sie nach ihrer Geburt wären, und das ist warlich ein Umstand, der unsere Mütter sehr interessirt. Das Kind hier wie einen Hering mit Salz einzupöckeln, wie Galen[17] schon anrieth, und nach ihm Unterwood, ist widersinnig; es prickelt die Haut, und verursacht ein unangenehmes Jucken. Andere empfehlen, wie Camper z. B. das Waschen mit Seife; allein das lauwarme Wasser thut hier doch wohl dasselbe. Unzweckmäßig sind auch die Zusätze von riechenden Salben, Wein und aromatischen Wässern bei gesunden Kindern; weil diese mehr oder weniger reizen, und hier ist doch gar nichts nöthig, als — das Abwaschen der käsigten Materie.

Nach diesem Bade trockne man das Kind ab, ziehe ihm die Kleider an, von denen wir unten reden werden, und halte es so warm, daß es die Temperatur des vorigen Aufenthalts nicht vermißt. Man lege es erst zu seiner Mutter ins Bette, und fange allmählig an, es vor und nach etwas mehr und mehr an die Atmosphäre zu gewöhnen, indem man es zuweilen am Tage aus dem Bette herausnimmt, und in dem Zimmer herumtragen läßt.

Aber wie sieht es mit seiner ersten Nahrung aus? — Mir deucht, es leide keinen Widerspruch zu behaupten, daß die Mutter dem Kinde die Brust reichen müsse; wenn nicht physische Fehler es ihr schlechterdings unmöglich machen.

Ueber das Selbststillen.

So weit ist es nun mit uns gekommen, daß man jetzt beweisen muß, daß man das thun soll, was die Natur so laut befiehlt! — Ist es der Gesundheit des Säuglings zuträglicher, die Milch seiner Mutter zu trinken, oder die einer Amme; oder ist es vollends besser für das Kind, ihm Thiermilch zu geben? Das sind Fragen, die man noch in unsren Zeiten aufstellt. — Wunderbare Fragen! Wahrlich wunderbar! Und doch hat nicht der Pöbel bloß sie aufgestellt, sondern auch Aerzte! — Die Natur gab ja unsern Weibern Brüste, bereitet diese schon in der Schwangerschaft allmählig zum Säugen vor, und wirft der Kindbetterinn meist unter einem heftigen Fieber die Milch stromweise in diese Organe! Das ist der Fall bei allen säugenden Thieren, und auch bei Menschen. Größern Beweis unserer Ausartung giebt es doch wohl nicht, als eben diese Fragen!

Man sollte es kaum glauben, daß ein Thier in der Schöpfung so weit sinken könnte, daß es mit dreister Stirne, frevelnd gegen die Gesetze der Natur die volle Quelle auszutrocknen wage, die nach der Entbindung, als in dem gefährlichsten Zeitpunkte des Lebens, der Gebärenden zur Sicherheit, und zur zweckmäßigsten Nahrung ihres Kindes aus ihren strotzenden Brüsten strömt; daß unsere empfindelnden Schönen, die in Ohnmacht fallen, wenn sie eine Gans bluten sehen, sich erdreisten könnten, ihr und ihres Kindes Leben und Gesundheit auf so eine gefahrvolle Art aufs Spiel zu setzen[18]. — Auch unsere Hausthiere thun in diesem Punkte wieder um so vornehmer, je länger sie von den Menschen unterjocht, je mehr sie kultivirt sind. Unsere Kühe, unsere Ziegen geben Milch ohne ihre Säuglinge; aber auf dem Vorgebirge der guten Hoffnung geben die Kühe der Hottentoten und die Ziegen keine, wenn nicht ihr Kalb dabei ist; ist das geschlachtet, so wird das Fell über ein andres gelegt, damit sie bei Empfindung des Geruchs die Milch fließen lassen[19]. Auch Pallas[20] erzählt, daß weder die Kühe, noch die Stuten bei den Kalmucken Milch geben, wenn nicht ihr Kalb oder Füllen gegenwärtig ist. Aber bei uns hat kaum die, leider! so oft ganz gegen ihren Willen schwangere Mutter geboren, so ist weder ihre eigne Gefahr, noch die Stimme der Natur vermögend, ihre Rechte geltend zu machen. Eiligst entzieht sie sich dieser heiligen Pflicht, und übergiebt ihr Kind einem Thiere, oder, wenn es viel ist, einer Säugamme, die, wie J. J. Rousseau sagt, nicht den Namen Mutter verdient, wenn sie um ein Stück Geld ein fremdes Kind dem ihrigen vorzuziehen niederträchtig genug ist. Sehr viele redliche Männer, vorzüglich Aerzte aus allen Nationen, denen das Wohl der Menschheit am Herzen liegt, haben es übernommen, unsern Weibern die schlechte Erfüllung ihrer Mutterpflicht vorzuwerfen, ihnen die Schuldigkeit und Vortheile des Selbststillens, die Gründe, warum eine Mutter ihr Kind selbst stillen soll, und die glücklichen Beispiele überzeugend mit Beredsamkeit darzustellen. An

Ueberzeugung kann es nicht fehlen; nur Ausgelassenheit, Wollust, Schwelgerei, und Gemächlichkeit haben dieses Band der mütterlichen Liebe zerrissen; denn so, wie es jetzt bei uns ist, so war es auch zu Rom, als die Ueppigkeit am höchsten gestiegen war. Plutarch erzählt schon als etwas außerordentliches, daß die Mutter des Kato selbst gestillt habe. Aber damals waren die Sitten unserer Ahnen noch nicht verdorben. Da waren die stillenden Frauen nicht, wie jetzt, ein verächtlicher Haufen entehrter Weibsbilder. Dort (erzählt Tacitus)[21] stillt jede Mutter ihre Frucht mit eigenen Brüsten. In unsern Tagen, sagt Frank, würde Tacitus diese, wie viele andere Stellen, die er zu unserm Lobe geschrieben, ganz ausstreichen müssen. Die Zärtlichkeit deutscher Weiber ist nun zu ihren Ehegatten gar zu groß, als daß sie in Erfüllung dieser Pflichten ihren Wuchs und das Harte und Runde ihres Busens zernichten möchten.

Auch der eigene Vortheil der Weiber ist es sogar, wenn sie diese mütterliche Pflicht nicht versäumen; denn die nicht stillenden Mütter sind fürchterlichen Zufällen, und dem Tode weit eher unterworfen. — Wir wollen, um nicht zu weitläufig zu werden, hievon nur einige Data näher beleuchten. Wenn sich die Kindbetterinn von der verrichteten Arbeit etwas erhohlt, so wendet sich der Trieb der Säfte zu den zwei größten Drüsen des Körpers: zu den Brüsten, durch deren natürliche Ableitung bei dem bestimmten Saugen des Kindes alle Beklemmung gehoben wird, und alle vorhergegangene Ueberfüllung der Gefäße sich legt. Durch das Saugen des Kindes, so oft es die Brustwarzen aufrichtet, wird die Geburtsreinigung der Mutter befördert, und die hält in diesen Umständen nicht lange, selten länger, als vierzehn Tage an, da die Nichtstillenden Wochen, selbst Monate lang damit zu kramen haben. Die Gebärmutter gewinnt Zeit, ihre vorige Stärke wieder zu erhalten, und dadurch die Mutter zur künftigen Schwangerschaft geschickter zu machen. Viele Weiber, die die Wohlthat und das Vergnügen ganz Mutter zu seyn, fühlen wollten, versichern, daß sie nie so wohl gewesen wären, als in der Säugezeit, und daß auch die Natur mit dieser Pflicht ein sinnliches Vergnügen verbunden habe; das bestätigt Ballexerde, und Morton; letzter erzählt, daß bei verschiedenen Engländerinnen, denen durch ihre delikate Leibesbeschaffenheit eine Auszehrung bevorstand, ihre Gesundheit durch das Säugen stärker, und blühender geworden sey. Ich selbst sah mehrere Weiber, die diese Pflicht übernommen hatten, während dieser Zeit schöner, und vollkommner werden. Ihr Aussehen war lebhaft, sie waren munter an Geist und Leib, ihre Brüste wurden nicht durch Knoten und Abscesse verunstaltet, ihr Fleisch war fest und stark. Leake[22] empfiehlt das Selbststillen sogar um der Schwindsucht vorzubeugen, und Bierchen[23] erzählt ein Beispiel, wo durch das Säugen ein schmerzhafter Scirrhus geheilt ward. Es ist eine Folge des vernachlässigten Selbststillens, wenn man bei den mehrsten Halbmüttern aus erwähntem häufigern Zuflusse der Säfte zu den Geburtstheilen bald nach der ersten Niederkunft den weißen Fluß[24] entstehen sieht. Wohl drei Viertel nichtstillender Mütter sind diesem ekelhaften Ungemache unterworfen, wodurch wahrlich die eheliche Zuneigung — nichts gewinnt. Das ist aber im Gegentheile so etwas seltenes bei Säugenden, daß man beinahe nie eine Säugamme hieran, oder am Krebse oder an Milchgeschwüren etwas bedenkliches leiden sieht.

Aber betrachten wir nur den Einfluß, den das Nichtstillen der Mütter auf das Kind hat. Es ließ sich schon vorhersagen, daß dieser äußerst nachtheilig seyn müsse; denn kann das ohne Uebel abgehen, wenn ich so plötzlich dem Kinde statt seiner gewohnten Nahrung eine andre willkührliche erkaufe? Wenn ich dem Kinde statt den Säften, aus denen es (ich möchte fast sagen) ganz besteht, auf einmal andre gebe? Aber die Erfahrung hat hier die Theorie auf eine traurige Art bestätigt, denn die Sterblichkeit der Kinder ist jetzt außerordentlich groß[25], und ist offenbar da viel größer, wo mehrere Mütter ihre Kinder nicht stillen[26]. Es giebt einige, die die Thiermilch der Frauenmilch an die Seite setzen, oder gar vorziehen[27]. So behauptet Brouzet: die Kühmilch, mit der man in nördlichen Ländern oft Kinder zu erziehen pflegt, sey gleich gut mit der Frauenmilch[28]. Er hätte noch, sagt Frank, die Guancho's auf Teneriffa beizählen können, die ihre Kinder statt Müttern den Ziegen anhängen. Man hat vorzüglich dafür gesagt: die Fortpflanzung der bösen Neigungen werde durch den Genuß der Muttermilch unterhalten, und durch Thiermilch natürlich unterdrückt. Aber ist denn nicht die Milch anderer Thiere von der Weibermilch sehr unterschieden? Ist nicht für eine jede Art lebender Geschöpfe eine eigne Art Milch bestimmt? Und warum hätte die weise Natur gerade die Frauenmilch so verschieden von jeder andern gemacht? Man lese nur die Analisen, vorzüglich die neuern, der Milcharten. Der Unterschied zwischen Frauenmilch und Thiermilch[29] ist wirklich so auffallend groß, daß schlechterdings keine andre Milch dafür ein Surrogat abgeben kann. Es zeigt wahrlich einen großen Grad von chemischer Unwissenheit bei den Aerzten an, die sie bei den Neugebornen der Menschenmilch substituiren wollen. Man braucht sich hier nur an die Schwierigkeiten zu erinnern, mit der sie durch Säuren zum Gerinnen gebracht werden kann, an die Verschiedenheit des Rahms in der Frauenmilch von dem in der Kühmilch, daß man z. B. nie wirkliche Butter daraus bereiten kann, u.s.w., was hier unnöthig wäre weitläufig zu erzählen; so ist es deutlich genug, daß Thiermilch für die Neugebornen eine zweckwidrige Nahrung ist. Wie verschieden müssen also die Erfolge seyn, die aus der Ernährung mit dieser oder jener Milchart entstehen! Gesetzt auch, man wollte das weibliche Geschlecht so weit herabsetzen, und für gewiß annehmen, daß das Verderbniß ihrer Sitten gestiegen sey; welchen Vorzug würde dieses in Rücksicht auf das Sittliche der Thiermilch vor der Frauenmilch geben? Gleichgültiger sind wohl andre

Thiere; aber obschon wenigern, doch auch heftigern Leidenschaften unterworfen. Werden nicht diejenigen, so die Frauenmilch als eine Ursache von Leibs- und Seelenkrankheiten verwerfen, die Dummheit des Esels von der vorgeschriebenen Eselsmilch, und das Geile der Ziege von der Ziegenmilch befürchten müssen? So erzählt wenigstens Unzer[30] eine aus dem englischen Zuschauer entlehnte Geschichte, daß nemlich ein im übrigen rechtschaffener Mann, der mit Ziegenmilch war aufgezogen worden, wenn er sich allein befand, zu hüpfen und zu springen anfing, und von Reins redet von einem mit Saumilch gestillten Knaben, der als Jüngling im Essen, und Trinken so unflätig und ungezogen lebte, daß er an eine körperliche Bildung gar nicht dachte, und die kothigen und schmutzigen Orte so liebte, daß er sich immer sehnte, sich darin herumwälzen zu können; was er denn auch that, wenn ihn niemand sah. Zudem, so liegt ja oft bei Thieren eine Krankheit verborgen, und ihre Sehnsucht nach Begattung macht nicht selten bei ihnen eine eigne Art von Krankheit, die ganz gewiß für das Wohl des Säuglings nicht gleichgültig ist. Auch bewährt das die Erfahrung hinlänglich: So sagt z. B. Joh. Ailken,[31] Das Großziehen der Kinder ohne Säugen habe in seinem Vaterlande nicht gelingen wollen; die meisten Kinder stürben. Es kann wirklich eine so starke Abweichung von dem Gange der Natur nicht ohne Schaden seyn. Die Erfahrungen in Findelhäusern beweisen es auch so augenscheinlich, daß es der Menschheit für ihren Todtenlisten graut.

Das Erziehen mit Ammenmilch hat freilich eher etwas für sich, aber dennoch ist der Nachtheil für den Säugling auffallend groß. Er verliert schon gleich im Anfange seines Lebens die erste ihm so wesentliche Nahrung der Mutter, die gleichsam nur aus dünnen Molken besteht, die von der Natur dazu bestimmt ist, den in dem Unterleibe gesammelten Unrath abzuführen; denn es ist ja fast unmöglich, eine gute Amme gerade zu finden, die mit der Mutter am selben Tage niedergekommen ist. Und denn ist das Kind wahrlich nicht aufgelegt, welches so eben aus dem warmen Unterleibe seiner Mutter entschlüpft, sich nun an Luft und Athemholen gewöhnen muß, gleich eine Nahrung zu nehmen, die von den Säften seiner Mutter, von denen es bisher lebte, so verschieden ist. Es ereignet sich bei ihm fast das nemliche, was bei den Pflanzen geschieht, die, wenn sie von ihrem Geburtsorte weggenommen werden, nun auf ihrem neuen Standorte nicht gut Wurzel fassen, und leicht verdorren, oder bei einem Ueberflusse von fremder Feuchtigkeit, von ihrer natürlichen Gestalt in ein schwammigtes Wesen ausarten. Eben so wird auch jederzeit einer fremden Milch, ob sie schon alle Kennzeichen einer gesunden an sich trägt, ihre Eigenschaft zu nähren fehlen, welche die Muttermilch, die den zarten Bau bis jetzt unterhielt, und durch die Bemühung, und nach dem Gesetze der Natur bereitet wurde, in einem so hohen Grad besitzt[32]. Aber der wichtigste Punkt, der Punkt, bei dem dem Menschenfreunde die Haut schaudert, ist: die Einpfropfung physischer und moralischer Gebrechen auf diesem Wege. Der Säugling nimmt offenbar Antheil an den

Gemüthsbewegungen und Krankheiten der Säugenden. Balbini kannte ein siebenjähriges Mädchen, das einen unwiderstehlichen Hang zum Branteweintrinken von seiner Amme eingesogen hatte. Baume kannte eine Dirne, deren Arme konvulsivisch bewegt wurden, und welche diese Krankheit auf ein Mädchen fortpflanzte, was sie stillte. Helmont erzählt, daß er eine Säugamme gekannt habe, die ausgelassen, diebisch, geizig etc. war, und die diese Eigenschaften allen ihren Säuglingen einflößte. Wie oft werden nicht gefährliche Krankheiten auf diese Art in den Säugling gebracht! Das ist der Fall vorzüglich mit der Lustseuche. Blumenbach erzählt hievon ein schreckliches Beispiel. Ich selbst sah einst ein schönes, junges Frauenzimmer, der ich mich in diesem Augenblicke noch sehr lebhaft erinnere; ich erschrak, als sie zu sprechen anfing; sie sprach durch die Nase, und so undeutlich, daß man sie kaum verstehen konnte. Die Ursache ihres Unglücks war ihre Amme, die sich durch ihre Lüderlichkeit die Lustseuche zuzog, und sie dem Kinde mittheilte, was kaum mit dem Verluste des Zäpfchens etc. gerettet wurde.

Diese Thatsachen (glaube ich) werden es niemanden schwer machen, obengenannte Fragen zu beantworten. Der würde sich das größte Denkmaal in den Jahrbüchern der Menschheit errichten, der es dahin bringen könnte, daß alle Mütter ihre Kinder selbst stillen müßten. — Ich glaube, man könnte dies dadurch bewerkstelligen, daß der Staat solche unnatürliche Mütter ohne Rücksicht des Standes bestrafte; — oder daß man, wie bei den Alten, das Fest der Entwöhnung mit vieler Pracht und Feierlichkeit wieder einführte. Von Seiten der Eitelkeit ist ja unsern Weibern am besten beizukommen. Man führe das Fest mit vielem Glanze ein, lasse sie in Begleitung einer ansehnlichen Menge ihrer Freundinnen — im prachtvollsten Anzuge dafür öffentlichen Dank hören. Dann thut sicher die Eitelkeit und das Vergnügen, einen Tag mehr zu haben, wo man im Glanze erscheinen kann, vor der Hand mehr, als alle Moralisten und Aerzte durch Gründe und Ueberredungskunst vermochten.

Aber wie muß sich die Mutter während der Säugezeit verhalten? Muß hier ihr Betragen so ängstlich und pünktlich seyn, wie man im gemeinen Leben dafür hält, und verschiedene Aerzte es anrathen?[33] — Ganz und gar nicht. Sie soll arbeiten, und wenn sie dazu zu vornehm ist, brav spazieren gehen; sie soll essen und trinken, so viel sie Hunger hat. Sie soll sich für heftige Leidenschaften hüten, und im Ganzen so betragen, wie sie sich in jeder Periode des Lebens betragen muß, wenn sie gesund seyn will. Mangel an Bewegung[34], sich vor der Luft verwahren, eine andre Lebensart anfangen, ist gerade das, was der Mutter und dem Kinde nachtheilig ist; und die Säugende erhält eben dadurch sehr leicht, die in dieser Periode so gefürchtete monathliche Reinigung[35]. Es ist zwar ein Vorurtheil, was von den ältern Aerzten herkömmt, daß die Erscheinung des Monatlichen dem Kinde nachtheilig sey[36]; allein diese Erscheinung hat bei Säugenden, die sich vernünftig betragen, ohnedies nur höchst selten statt; wie das der Fall bey unsern Bäuerinnen ist; und wenn sie eintritt, so darf sich deswegen die Mutter vom Stillen nicht lossagen; da auch die Erfahrung es deutlich zeigt, daß die Reinigung weder der Mutter, noch dem Kinde Nachtheil bringt: es sey denn, daß die Mutter sehr blutarm sey, oder das Kind sich offenbar übel dabei befinde. In dem Falle ist gewöhnlich eine Krankheit der Mutter Schuld an diesem Blutflusse, und daher schadet die Milch dann dem Kinde, nicht weil die Stillende ihre Reinigung hat, sondern weil sie krank ist.

Noch ist zu bemerken, daß nicht jede Krankheit der Mutter immer bösen Einfluß auf den Säugling hat. Man hat gesehen, daß Mütter in sogenannten faulen Fiebern, beym bösartigen Kerkerfieber[37] bis an den Tod ihr Kind ohne Nachtheil selbst gestillt haben. Im Gegentheil kann es gewiß oft sehr üble Folgen für die Mutter haben, wenn sie in einem heftigen Fieber plötzlich den Säugling entwöhnt. Doch da es für, aber auch wider noch Erfahrungen gibt, so läßt sich hierüber nichts allgemeines bestimmen; indessen ist es sicherer für das Kind (wenn es nicht mehr gar zu jung, wenn es schon mehr als sechs Monate alt ist), ihm, wenn die Mutter krank wird, eine Amme zu geben. Auch mache man es sich zur Regel, dem Kinde nie die Brust zu geben, wenn sich die Mutter, oder Amme geärgert hat, sondern lieber alle Milch auszuziehen; denn genaue Beobachter lehren, daß eine solche Milch dem Kinde wahres Gift sey, und daß oft die Fallsucht, und nicht selten selbst der Tod darauf erfolge.[38] — Es gibt auch in neuern Zeiten noch Aerzte von Bedeutung, die die alte Meinung begünstigen; daß während der Säugezeit der Beischlaf dem Kinde schade; so sagt Rosenstein[39]: „Sie (die Amme) muß sich nicht von der Liebe hinreißen lassen; denn das Kind leidet dadurch und die Milch wird ungesund und salzig. Daher erfodert die Vorsichtigkeit, daß man einer verheiratheten Amme nicht Gelegenheit läßt, mit ihrem Manne umzugehen. Bemerkt man bey ihr ein Verlangen darnach, so ist sie nicht weiter tüchtig, Amme zu seyn.“ Aber wenn das wahr wäre, wie viel Kinder würden wohl gesund bleiben! Sind nicht auf dem Lande sehr oft die Weiber wieder schwanger, ehe sie zu säugen aufhören? Wird nicht die Sehnsucht weit größern Einfluß auf die Gesundheit haben, als der Genuß? Ich finde daher gar keinen Anstand, der Mutter in dieser Zeit den ehelichen Umgang ganz zu erlauben; da er ohnedies im Ehestande nicht immer mit sehr gewaltigem Reize verbunden seyn mag. — Selbst eine eintretende Schwangerschaft darf die Mutter nicht abhalten, ihr Kind zu stillen, obschon unsre leichtgläubigen Alten hiebey viel arges ahndeten. Van Swieten beweist vorzüglich unter den neuern Aerzten, wie ungegründet diese Furcht sey[40]: dabey ist der Fall bey säugenden Frauen nicht sehr häufig. Weiber haben meistens Ueberfluß an Milch, wenn sie gesund sind, oft mehr als drei Pfund täglich zu viel, wie Haller bemerkt; Mütter können ja auch ohne ihren Schaden und ohne

Nachtheil für die Frucht Zwillinge und Drillinge ernähren. Warum sollen sie also nicht auch eins an der Brust, und ein anderes im Unterleibe ernähren können? Die Bösartigkeit der schwangern Milch, von der uns die Alten erzählen, ist Grille, ist Hypothese, die die Erfahrung täglich widerlegt. Welcher Chemist fand, was Schenk sagt[41]: Die Milch werde auf eine neue Schwangerschaft süßlicht und wässerichter? Oder daß die Milch der Schwangern eine widerstehende und abscheuliche Natur annehme? Doch thut man nach meiner Meinung am besten, wenn man auch hier den mittlern, und daher, wie fast immer, den sichersten Weg einschlägt, und den Säugling bis zur Hälfte der Schwangerschaft trinken läßt; dann ist er gewiß in dem Falle, daß er der Muttermilch nicht mehr so sehr bedarf. Uebrigens aber versteht es sich, daß hier so wohl als bey der nicht schwangern Mutter das Säugen in jeder Periode ausgesetzt werden muß, wenn man sieht, daß die Milch dem Kinde nicht bekömmt; was aber ganz gewiß sehr selten der Fall seyn wird.

Aber nun die letzte Frage: Wie lang soll eine Mutter ihr Kind stillen? — Im allgemeinen läßt sich das freilich nicht mit Zuverlässigkeit bestimmen; denn natürlich ist ein Kind schwächer als das andre, und bedarf also der Muttermilch länger. Das beste ist hier: man folge der Natur, die den Termin des Entwöhnens zu bestimmen scheint, wenn sechs oder acht Zähne zum Kauen der Speisen durchgebrochen sind: Es sey denn, daß eine noch besondere Schwäche des Kindes die zarte und weiche Nahrung von der Mutter nothwendig mache, die sich denn durch schwache Gliedmassen, und Muskeln, durch allzu große Zartheit der Haut, und welkes Fleisch zu verrathen pflegt. Wenn es aber die Mutter zu sehr schwächt, so darf man darauf nicht bestehen, und muß sie denn eher dispensiren. Der Fall ist doch zuweilen, daß durch das lange Stillen eine Anlage zur Auszehrung und ein asthenischer Habitus entsteht.

Auch ist das zu lange Stillen für den Säugling, wenn schon die Milch nicht fehlerhaft ist, gar nicht zuträglich. Und es würde ja eben so widernatürlich seyn, diesen Zeitpunkt zu verlängern, als ihn eigenmächtig abzukürzen! — Das Entwöhnen muß allmählig geschehen, sonst giebt es mehrere Ungemächlichkeiten für Mutter und Kind; denn durch das plötzlich beendigte Stillen wird eine beträchtliche Ab- und Aussonderung in dem Körper unterdrückt; daher schwellen von der angehäuften Milch die Brustdrüsen so leicht an, und entzünden sich: Morton erzählt Beispiele, daß von dem jählingen Entwöhnen die Schwindsucht entstanden sey. Nur wenn das Stillen zu lang geschieht, hat der Einwurf statt, durch den man das Selbststillen herabwürdigen wollte: daß nämlich die stillenden Mütter weniger fruchtbar wären; und Süsmilch glaubt mit Recht[42], daß die Gewohnheit der Türkinnen, die zu Aleppo ihre Kinder bis in das dritte, vierte Jahr säugeten, zur Entvölkerung Asiens beitrage: So sah auch Cleghorn[43] zu Minorka die armen Weiber ihre Kinder zwey bis drey Jahre stillen, um nicht ihre Familie zu sehr zu vermehren. Allein daß selbststillende Mütter, die die Pflicht der Natur genau erfüllen, weniger fruchtbar seyen, ist ganz falsch, und streitet gegen alle Erfahrung; denn Leute von der Klasse der weniger Vermögenden in den Städten haben offenbar eine größere Anzahl Kinder, als solche, die zum Stillen zu vornehm sind. Die Bäuerinnen will ich nicht einmal anführen; weil hier mehrere Umstände z. B. ihre gesundere Kost, ihre natürlichen Geschäfte schon zu ihrer größern Fruchtbarkeit mit beitragen. Aber gesetzt: man könnte erweisen, daß nicht stillende Weiber öfter gebähren; könnte das wohl ein Grund gegen das Stillen mit Frauenmilch seyn? Wahrlich nicht; denn gewiß werden wir dann die Grenzen der Fruchtbarkeit, die die weise Natur in dem Stillen legte, nicht mit frevelnder Hand willkührlich erweitern dürfen, ohne unsern eigenen sehr empfindlichen Nachtheil. Wir sehen auch wirklich manchmal, daß nicht stillende Weiber eher wieder von neuem schwanger werden; allein sie werden durch die schnell aufeinander folgenden Geburten und Schwangerschaften, ehe sie Zeit hatten, sich zu erhohlen, außerordentlich geschwächt, und ihre Kinder aus demselben Grunde treffliche Rekruten — für Spitäler und Siechenhäuser.

Jede Mutter soll also ihr Kind selbst stillen. An eine Amme darf sie nur denken, wenn physische Fehler es ihr durchaus unmöglich machen, diese heilige Pflicht zu erfüllen, wie z. B. Fehler an den Brüsten, und den Brustwarzen, Mangel an Milch, u. s. w. Indessen sind diese Fehler nicht so häufig, als die Damen und die dem Geiste des Zeitalters hofirenden Aerzte uns gern glauben machen.

Das erste und wichtigste, worauf man bei der Wahl einer Amme sehen muß, ist: Vollkommene Gesundheit, guter Wuchs, erträgliche Miene, und reichliche, gute Milch. Man lasse daher ein Weib, das sich zur Ammenschaft weggeworfen hat, genau und am ganzen Leibe von einem sachverständigen Manne untersuchen, besonders an den Zeugungstheilen und den Brustwärzchen. Man lasse sich auch nicht durch eine scheinbare Reinlichkeit der Wäsche und dieser Theile täuschen; denn wenn die Ammen zur Schau gehen, reinigen sie diese Theile immer mehr, als gewöhnlich. — Ein Alter zwischen 20–30 Jahren ist das schönste Ammenalter. Es ist auch sehr gut, wenn die Amme zu gleicher Zeit mit der Mutter, deren Kind sie säugt, entbunden worden ist. Man darf nicht fürchten, daß eine Milch von 8–14 Tagen für ein 8–14 Tage altes Kind zu jung ist: nur eine leichte, neue, wässerige Milch kann den neugebornen Kindern wohl bekommen.

Eine Haupteigenschaft einer Amme ist — ein guter moralischer Charakter; aber wie ist der bei dem ersten Besuche einer Amme in ihrer Miene, oder in ihrem Betragen zu entdecken?

Man hüte sich eine Amme, z. B. ein Landweib, das vorher an derbe, hart verdauliche Speisen, grobe Arbeit, und freie, gesunde Luft gewohnt war, auf einmal einzusperren, ihr alle Bewegung zu verbieten, und die leichten, saftvollen, und gewürzhaften Speisen der Städter aufzutischen. — Die Amme wird, so wie jeder Mensch, krank, wenn sie das nicht hat, woran sie gewohnt ist; man lasse sie leben, wie sie bisher gelebt hat.

Man schmeichle sich aber ja nicht mit der süßen Hoffnung, irgendwo eine Amme zu finden, die alle Eigenschaften einer guten Amme in sich vereint. Unter 1000 Krüppeln sind 980 durch die Schuld ihrer Ammen Krüppel geworden. Man kann sich glücklich schätzen, wenn man eine Amme findet, die nur die wichtigsten Eigenschaften besitzt. Man vergesse nicht, daß ⅔ von den Unglücklichen, die von Ammen gesäugt werden, zu Grunde gehen müssen, indessen nur ¼ von den Kindern umkommt, die das Glück hatten, an ihrer Gebährerinn eine Mutter zu finden. Man vergesse nicht, daß auch eine gute Amme nicht Mutter ist; daß man jeden kleinen Dienst, den sie dem armen Säuglinge erweist, kaufen, oder durch Drohungen erzwingen muß.

Warte und Pflege.

Wann soll das Kind zuerst an die mütterliche Brust gelegt werden? Ich glaube, daß es das beste ist, dies schon einige Stunden nach der Geburt zu thun, wenn die Kindbetterinn etwas geschlafen, und allenfalls eine Suppe gegessen hat. Zwar wollen einige: man soll das Kind erst nach zehen oder zwölf Stunden trinken lassen. Andere wollen es nach vier und zwanzig Stunden zum erstenmale anlegen; weil sie fürchten, die Milch gerinne, ehe das Kindpech ausgeleert sey, und mache denn höchstbeschwerliche Uebel, und wohl gar Konvulsionen; allein diese in dem Zeitpunkte dünne, wässerige Milch ist es gerade, wodurch die Natur diesen zähen Unrath auflöst, und wegschafft, wodurch uns der Mannasyrup, der mit Wein vermischte Honig etc. etc. womit wir die Kinder gleich nach ihrer Geburt quälen, entbehrlich werden. Dabey wird durch das frühe Anlegen das Milchfieber vermindert, und der allzu großen Ausdehnung der Brüste und mehrern daher rührenden Uebeln vorgebeugt.

Die ersten drey, vier Monate braucht das Kind nichts, als Milch zu genießen. Täglich muß es öfter an der mütterlichen Brust saugen; aber wie oft, zu welcher Zeit dieses geschehen müsse, läßt sich nicht so ganz genau im Allgemeinen bestimmen. Es kömmt hier viel auf die Constitution des Kindes und der Mutter an, die man durch Beobachtung bald kennt, um zu wissen, wann dasselbe der Milch als seiner Nahrung bedarf; doch wird es in den gewöhnlichen Fällen am besten seyn, dem neugebornen Kinde zu bestimmten Zeiten, z. B. alle zwey Stunden, die Brust zu reichen; doch muß es nur wenig auf einmal trinken, damit der bis jezt noch schwache Magen nicht zu sehr angefüllt und ausgedehnt werde.

Nie muß man es zum Saugen nöthigen, ihm nicht immer so oft es schreit, die Brust geben; denn nicht allzeit ist ja hievon Hunger die Ursache, und mäßiges Weinen und Schreien ist dem Kinde gar nicht nachtheilig; im Gegentheil es erweitert die Lungen, reinigt Nase, Mund und Augen, und macht die natürliche Wärme lebhafter. Die Natur scheint es nur aus diesem Grunde absichtlich bei der kleinsten Veranlassung zu erregen, um dem Kinde statt Bewegung, dadurch den Kreislauf zu befördern. Man muß es daher nicht gleich stillen, sondern nur wenn es anhält, die mannigfaltigen Ursachen davon zu entdecken suchen. Nicht selten ist eine unbequeme Lage, manchmal Kolik, manchmal zurückgehaltenes Kindspech, zuweilen eine ungeschickte Art zu wickeln, oft Flöhbisse etc. Schuld daran. Immer ist es rathsam das Kind an eine gewisse Ordnung zu gewöhnen. Für ein erwachsenes und dreymonatliches Kind schickt sich nun natürlich eine größere Portion Milch, jedoch muß ihm diese nicht zu oft gereicht werden, und es darf deswegen auch nicht mehr erhalten, als zur Ernährung, und guten Verdauung erforderlich ist.

Daß wenig Milch gebende Brüste, welche das Kind durch Saugen ganz ausleert, für die Gesundheit am zuträglichsten sind, lehren die Beispiele der gesündesten Bauernkinder; denn diese werden von ihren Müttern schreiend verlassen, bekommen sie des Tags nur drey, viermal zu sehen, und saugen alsdann um desto begieriger, ohne daß sie an ihrer Gesundheit leiden, vielmehr groß und stark werden. In der Nacht soll man den Kindern nie, als höchstens im ersten Monate die Brust geben, weil Mutter und Kind Ruhe und Schlaf vonnöthen haben. Kinder werden auch nie in der Nacht zu trinken verlangen, wenn sie nicht daran gewöhnt sind. Nur erst nach drey, vier Monaten hat man gewöhnlich nöthig, allmählig dem Kinde nebst der Milch auch zu Essen zu geben. So lange ist die Muttermilch allein zu seiner Nahrung hinreichend; und eher Speisen geben, ist daher nachtheilig.

So bald das Kind geboren ist, und nun zum ersten male aus dem Bade kömmt, so müssen alle Theile seines Körpers genau untersucht werden, und wenn dasselbe gesund, und ohne widernatürliche Fehler ist, so bringe man es angekleidet in das Bette seiner Mutter.

Das Zungenlösen, was bei dummen Hebammen, und andern weisen Matronen noch sehr ämsig in Ausübung gebracht wird, ist höchst nachtheilig, und — ein sträfliches Vorurtheil. Als wenn die Natur gerade so eine ungeschickte Stümperinn beim Zungenmachen wäre, daß unsre Bademütter mit ihren schmutzigen Fingern sie immer zurecht weisen müßten! Sehr selten ist das Zungenband zu lösen nöthig, und im nöthigen Falle nur ein Geschäft für Wundärzte. Es scheint mir wahrlich, als wenn das schöne Geschlecht sich überzeugt glaubte, daß die Zungen auf dieser Welt nicht zu beweglich seyn könnten.

Hat man am Kinde Beschädigungen, z. B. Kopfgeschwülste, Wasserkopf, Eindrücke oder Brüche der Hirnschädelknochen, gespaltenen Rückgrad, verschlossenen After, oder Harnröhre, Muttermäler, Hasenscharten, Brüche u.s.w. angetroffen, so sorge man, daß gleich sachkundige Aerzte, oder Wundärzte Hand anlegen, um diese Uebel zu heben, und hüte sich ja, den Rath irgend einer Frau Gevatterinn anzunehmen; denn im besten Falle — ist doch die Zeit damit verdorben. Die Art und Weise anzuzeigen, wie jeder dieser Fehler müsse behandelt werden, liegt hier natürlich außer meinem Plane.

Das Kind muß, wie gesagt, in das Bette seiner Mutter gelegt werden, aber nicht bloß der Wärme wegen, sondern auch um dem Instincte Genüge zu leisten, den bei säugenden Thieren, und auch bei Menschen Mutter und Säugling haben, dicht beisammen zu seyn. Man lege es aber mit der Vorsicht ins Bett, daß es unter die kleine Sicherheitsmaschine kömmt, die so wenig zusammen gesetzt ist, daß sie der ärmste Tagelöhner für seine Kinder selbst machen kann. Die Italiener nennen sie *Arcuccio*. Man läuft dabei gar nicht Gefahr die Kinder zu erdrücken, was man oft genug hört, und was sicher viel öfter geschieht, als man es hört. Diese Maschine ist einfach und bequem[44], und besteht aus vier kleinen Brettern, und einer eisernen Stange. Es ist eine Art einer kleinen Bettstelle, woran aber kein Boden und Fußbrett ist, und worüber anstatt des Himmels nur ein schmales Brett liegt. Bei dieser kleinen Einrichtung kann das Kind bequem schlafen, und trinken, ohne alle Gefahr gedruckt, oder von den Decken erstickt zu werden. Am Kopfe ist ein Brett aufgerichtet, das unten 14 Zoll breit, 13 Zoll hoch, und oben halbzirkelförmig abgerundet ist; an diesem wird unten an jeder Seite ein langes, schmales Brett der Länge nach eingefügt. Diese sind am Kopfe 7, gegen die Füße 4½ Zoll hoch, und 3 Fuß und 2 Zoll lang. Ein andres Brett, das anstatt des Himmels dient, wird der Länge nach oben am Kopfbrette, wo es am höchsten ist, eingefügt, und noch an den Füßen durch einen eisernen Bogen unterstützt, dessen beide Enden an den Seitenbrettern einige Zoll vor ihrem Ende befestigt sind. Oben an den Seitenbrettern, etwa 4–5 Zoll von ihrer Befestigung am Kopfbrette, sind halbmondförmige Einschnitte angebracht zur bequemen Darreichung der Brüste. Wird nun ein Säugling in das Bette gelegt, so setzt man das Gitterwerk darüber, und deckt es, so viel als nöthig ist, zu. — Der Nutzen des Deckelbrettes besteht darin, daß es die Betten über dem Kinde in die Höhe hält, und der Mutter, oder Amme den Vortheil verschafft, sich ohne Gefahr mit dem Arme darauf legen zu können.

Wenn die Mutter aus dem Wochenbette ist, kann man dem Kinde seine eigne Bettstelle geben, und diese kann — eine Wiege seyn. Müller hat ganz Recht[45], daß er behauptet, die Wiege ist nicht schädlich, wenn man sie gelind braucht. Es wird allerdings viel, und zwar von Aerzten von Bedeutung dagegen gesprochen. Unzer sagt: ein heftiges Wiegen kann Schwindel, Zittern, Erbrechen erregen. Mehrere behaupten: Kinder schlafen eben so sanft in unbeweglichen Bettstellen, und sicherer. Ballexerde fürchtet viel von der Wiege: „wieget eure Kinder nie (sagt er) um sie zum schlafen zu bringen: denn es ist eine üble Gewohnheit, die böse Wirkungen in ihrem noch zarten Gehirne zuwege bringen kann; sie kommen nur deswegen in Schlaf, weil sie betäubt werden.“ Nach Hooper's[46] Versicherung soll das Schütteln, und Schwenken der Kinder, und das Schlafen derselben mit herabhängendem Kopfe auf dem Schooße der Wärterinnen, viel zur Entstehung des Wasserkopfs beitragen. Allein das alles paßt nur einigermaßen auf den Mißbrauch der Wiege; der kann ohne Widerspruch viel Unheil bringen. Dadurch können Erbrechen, Magenweh, Gefühllosigkeit, Schwindel, u. s. w. entstehen. Wer will aber wohl den Gebrauch einer Sache deswegen ganz verbieten, weil man sie mißbrauchen kann? Benimmt es der China, dem Opium, dem Quecksilber etc. etwas an ihren Verdiensten, daß Unwissende sehr oft damit morden? Mir scheint es, daß ein vernünftiger Gebrauch der

Wiege viel gutes hat. Durch die gelinde Erschütterung des Körpers erhält derselbe Stärke und Festigkeit; durch das damit verbundene Wehen der Luft werden die Lungen kräftiger und stärker ausgedehnt, und die mannichfaltigen Säfte durch das vollere, tiefere Luftschöpfen und Athemholen in den äußersten Enden der Schlagadern erschüttert, und zur Bewegung gezwungen[47].

Ich habe oft bemerkt, daß ein gelindes Schütteln das Kind kleine Ungemächlichkeiten vergessen macht. Man schüttelt auch ja die Kinder durch Instinct auf dem Arme, wenn man sie ruhig haben will. Dabei ist der Gebrauch der Wiege in der alten und neuen Welt sehr ausgebreitet; das beweist, wie ich glaube, zum Theil mit das Instinctartige davon. Die Nordamerikanischen Völker binden fast durchgehends ihre Säuglinge in Felle gewickelt auf ein Brettchen fest, welches ihnen zugleich als Wiege dient. So tragen sie es auf dem Rücken, und wissen das Kind, wenn es schreit, sehr bald durch Schütteln zum Schweigen zu bringen; in der Hütte, oder im Walde hängen sie es daher zu diesem Zwecke auf. — Das sind die Gründe, die mich bestimmen, den Gebrauch der Wiege zu empfehlen. Nur warne ich dabei, daß man weder Kinder zum Wiegen andrer Kinder brauche, noch mürrische Wärterinnen, die oft aus Ungeduld zu stark wiegen, um die Kinder zum Schlafen zu zwingen.

Man gebe in der ersten Lebens-Periode des Kindes wohl acht, keinem seiner Glieder, die so weich sind, zu schaden. Gleich von der Geburt an bis in das späte Alter sieht man zum Nachtheile des körperlichen Baues manche gefährliche Irrthümer begehen. Vorzüglich ist das der Fall mit dem Kopfe, der durch seine besondere Struktur, und Fontanellen am ehesten Schaden nehmen kann: denn der ist mit beweglichen, und durch Haut schlaff verbundenen Knochen von der Natur versehen, damit er beim Durchgang durch das enge Becken nachgeben, besser und bequemer in eine länglicht runde Figur gebracht, und durch die Zusammenziehungskraft der Gebärmutter fortgetrieben werden könne.

So bald das Kind geboren ist, drücken die Hebammen oft seinen meistens länglichten Kopf zwischen ihren Händen, um ihn rund zu bilden, ohne zu wissen, daß die Natur dem Kopfe nach und nach (vorzüglich durch das Schreien des Kindes, indem dadurch die Kopfknochen auseinander weichen) die beste und schönste Gestalt wieder gibt. Geschieht dieser Druck ungestümm und unvorsichtig; dann wird das zarte, breiartige Gehirn des Kindes gedruckt, und die Folgen sind oft Blödsinnigkeit, Mangel des Gedächtnisses, u. s. w. Dieser Umstand veranlaßt bei ganzen Nationen Verstandesschwäche; vorzüglich bey denen, die es hierin ein wenig arg machen. So pressen die Karaiben z. B. den Kopf ihrer Kinder zwischen zwey Brettern so lange, bis ihnen die Augäpfel bersten wollen, und ein weißer zäher Schleim aus der Nase quillt. Die Indianerinnen um Süd-Karolina herum bis nach Neu-Mexiko sind sehr ängstlich besorgt, daß ihre Kinder mit den Füßen auf einem Wiegen-Brette wenigstens um einen Fuß höher hangen, als mit dem Kopfe, der durch die Last des übrigen ganz unbeweglich befestigten Körpers gegen einen derb ausgestopften Sandsack gepreßt wird, um dem Kinde einen flachen, breiten Scheitel, und eine niedere Stirn zu verschaffen, welche bei ihnen für das *Non plus ultra* der Schönheit gehalten wird. Was diesen sorgfältigen Müttern in Rücksicht der Breite bei ihren Kindern so wohl gefällt, das gefiel in den beiden vorletzten Jahrhunderten und noch im Anfange des verflossenen, selbst unsern Landsmänninnen in der Länge. Die deutschen, französischen, niederländischen Damen ließen ihren Mädchen auch die Presse aufs niedlichste angedeihen, damit ihnen dereinst die Fontange desto stattlicher sitzen möchte. — So viel ist sicher, wenn unsre Hebammen zu pressen fortfahren; dann sind allerdings die Karaiben weit glücklicher, als wir[48], die wir von außen, und von innen zugleich gepreßt werden.

Ein Hauptumstand, den man in diesem Alter beständig vor Augen haben muß, ist die Reinlichkeit. Der Einfluß der Sauberkeit auf Gesundheit, und Ruhe des Kindes, auf sein Wachsthum, und seine Zunahme ist auffallend groß. Die Thiere sorgen mit der größten Sorgfalt dafür, daß die Lagerstätte ihrer Jungen nicht mit Unrath verunreinigt werde; und gewiß nicht selten ist es der Fall, daß aus vernachlässigter Reinlichkeit Kinder der ärmern Klasse in Städten oft elend aussehen; daß sie der englischen Krankheit, und vielen andern Nebeln mehr unterworfen sind, als Kinder wohlhabender Leute. Man sieht ja oft auf der Stelle Kinder ruhig werden, welche vorher durch ihre Unruhe, schreien und stampfen, das ganze Haus ihrer Gesundheit wegen besorgt machten, wenn man sie säubert, und trocken legt. Ueberhaupt ist Reinlichkeit, öfteres Wechseln der Wäsche in jeder Periode des Lebens, und vorzüglich in dieser für den Körper äußerst zuträglich. Von 205 Kindern, sagt Camper, die von 1761 bis 1770 in das Armenhaus zu Amsterdam als Findlinge eingebracht wurden, waren den letzten Dezember 1780 noch 36 übrig, also ohngefähr ein Sechstel[49]. Von 1771 bis 1780 sind von 831 eingebrachten Kindern 547 gestorben, und 284 waren noch am Leben. Es sind also von hundert ohngefähr 30 erhalten worden. Die Erhaltung dieser mehrern Kinder kann man nicht anders, als dem öftern Wechsel des Leinenzeugs, der bessern Behandlung und Nahrung zuschreiben.

Ein Kind dünstet weit mehr aus, und die Wäsche wird folglich weit eher unbrauchbar, als bei einem Erwachsenen, und dennoch ist man in diesem Punkte unverzeihlich nachlässig. — Ein jeder, der es kann, sollte seinem Kinde alle tage weiße, trockne Wäsche geben: Man wird ihm dadurch wahrlich ein größeres und wesentlicheres Kapital an Gesundheit und Kräften geben, als wenn man ihm durch solche übelangebrachte Oekonomie noch so viel Geld zurückläßt;[50] und es ist eine Erfahrung mehrerer Aerzte, daß

Kinder von der anfangenden englischen Krankheit bloß dadurch geheilt wurden, daß man sie reinlicher hielt, und öftere reine, trockne Wäsche gab.

Die Sauberkeit muß sich auf alles erstrecken, was das Kind umgibt. Es wird Reinlichkeit der Leinengeräthe, der Betten, der Kleidungsstücke u. s. w. erfordert. Die zurückgebliebenen Unreinigkeiten sind Schuld an einem ganzen Heere lästiger Hautkrankheiten. Bei den Thieren behauptet auch in diesem Stücke die Natur ihre Rechte; denn die Mehresten reinigen ihre Jungen durch fleißiges Lecken. —

Vorzüglich aber verdient auch die Luft unsere Aufmerksamkeit. Wahrlich es ist eins der größten Verdienste unsres Zeitalters, die Luft in ihre Bestandtheile zerlegt zu haben! Bekanntlich ist sie um die Ehre ein Element zu seyn von den Chemikern gebracht worden, aber dafür haben diese die Aerzte so mit ihrem Einflusse auf unsren Organismus bekannt gemacht, daß jezt die Physiologie ein ganz andres Ansehen erhalten hat.

An der Luft ist nun außerordentlich viel in Rücksicht auf unsre Gesundheit gelegen, und in den Kinderstuben kömmt gerade eine große Menge von Umständen zusammen, die ihr schon einzeln in hohem Grade nachtheilige Eigenschaften ertheilen. Die Dünste der nassen Wäsche, der Windeln, die Kohlen in den Wärm-Körben, die Oehldämpfe von den Nachtlichtern, und mehrere athmende Menschen verpesten die Luft in diesen, meist engen, Zimmern bald; dabei muß nun die große Hitze, mit der gemeinlich ein mit Vorsatz vernachläßigter Luftzug verbunden ist, mit in Anschlag gebracht werden, und denn ist es leicht zu erklären; woher es kömmt, daß die Hautgefäße nicht gleichförmig ausdünsten, sondern bald in Schweiß zerfließen, und daß die Haut nicht selten mit einem beständigem Ausschlage verunreiniget ist. —

Daß aber wirklich eingeschloßne Luft, vorzüglich die, in welcher mehrere Menschen athmen, sehr schädlich sey, davon sind einige auffallende Beispiele so bekannt, daß ich sie kaum zu erwähnen brauche. Wer kennt nicht die grausenvolle Geschichte der sogenannten schwarzen Höhle? (So nennt man in England das Gefängniß, wo im Brachmonate 1756 der Unterkönig von Bengalen hundert fünf und vierzig Männer, und ein Frauenzimmer im Fort Wilhelm zu Calcutta einsperren ließ) es war achtzehn Fuß lang, und eben so breit, dabei stark vermauert, und hatte gegen die Westseite zwey sehr vergitterte Fenster. Die Einsperrung dauerte vom Abend bis ein Viertel nach Sechs den andern Morgen, und da lebten nur noch drey und zwanzig. Die übrigen waren unter den schrecklichsten Quaalen und Beängstigungen gestorben[51]. Der schwarze Gerichtstag in Oxford 1577 ist eben so bekannt. Alle gegenwärtige Richter, und fast alle andre Personen, drey hundert an der Zahl, starben plötzlich[52]. Man hat auch mehrere Beispiele, daß heftige Konvulsionen unter den Kindern entstanden, die eine Nacht in einer zu fest verschloßnen Stube zubrachten[53]. Der große Britte Hr. Howard erzählt, daß im Zuchthause zu Cambridgetown im Frühjahre 1779 siebenzig Weiber des Tages über im Arbeitszimmer, und auch einige des Nachts beisammen waren, wo doch weder Kamin, noch Kloake war. Dadurch entstand ein äußerst beleidigender Geruch, und ein Fieber unter ihnen. Man ließ sie endlich los; aber zwey oder drey starben in wenig Tagen. Mead sagt, eine eingeschloßne mit Dünsten angefüllte, und durch Unrath von thierischen Körpern verdorbne Luft kömmt der ursprünglichen Pest sehr nahe[54]. Daß Kohlendampf sehr nachtheilig sey, davon erlebt fast jeder Beispiele: brennende Kohlen haben in leicht verschlossenen Zimmern durch die sich dabei erzeugende Kohlensäure viele Menschen getödtet[55].

Die Luft erhält in einem geschlossenen Raume, in welchem sehr viele Menschen lange gedrängt beisammen verweilen, und wo viele Lichter brennen, dadurch, daß der Antheil der Luft an Sauerstoffgas gegen die übrigen Bestandtheile sehr vermindert wird, ungemeine reizende Gewalt, und kann daher in sehr erregbaren Individuen, wie Kinder sind, leicht alle Lebensthätigkeit tilgen.

Ohne Rücksicht auf den Grad ihrer Güte wirkt auch dieselbe Luft in Absicht ihrer Temperatur, und ihrer Trockenheit, oder Feuchtigkeit sehr verschieden auf unsren Organismus; so ist die atmosphärische Luft um so schwächer erregend, je kälter sie ist, kalte Luft ist daher dem Kinde vorzüglich nachtheilig, wenn sie zugleich reich an Sauerstoff ist, oder, wie man im gemeinen Leben sagt, wenn sie sehr rein ist, oder vollends zugleich viele Wasserdünste enthält, wie bei neblichtem, regnerischem Wetter. Umgekehrt wirkt die Atmosphäre um so stärker erregend auf den Organismus, je höher der Grad ihrer Temperatur ist; sie kann also, wenn sie einen sehr hohen Grad von Wärme erreicht, zu enorm erregend wirken, folglich die Erregbarkeit ungemein vermindern, oder gänzlich tilgen, und dadurch als weniger, oder mehr enorme inzitirende Schädlichkeit wirken. Zu große Wärme der Luft ist aber um so nachtheiliger, wenn sie sehr reich an Stick-, Kohlensaurem-, und Wasserstoffgas ist, da diese unter die stärksten positiven Thätigkeiten der Natur gehören. Daher ist Batavia im Sommer so ungesund; daher ist auf dem festen Lande von Asien die äußerst heiße und feuchte Luft von Bander-Abaßi so berüchtigt. Fremde sterben da in kurzer Zeit, und die Einwohner sehen wie Leichen aus. Sie flüchten in der gefährlichsten Zeit auf die Gebirge. Diese Luft ist die Ursache der schrecklichen Mortalität in Jamaica; sie ist Schuld, daß in Portobello die gefährlichsten Krankheiten herrschen, daß daselbst die Wöchnerinnen fast ohne Ausnahme sterben, und daß selbst Stuten, Kühe, Hühner etc. da unfruchtbar sind. Ein künstliches Jamaica sah ich sehr oft in den Kinderstuben durch die schöpferischen Hände der Wärterinnen entstehen, wenn sie (vorzüglich in Findlingshäusern) bei der größten Ofenhitze und bei ganz eingeschlossener Luft Windeln trockneten, und dadurch noch gleichsam einen Dunstkreis von allerhand Gerüchen durch das ganze Zimmer verbreiteten; hier sind also Wärme, und äußerstes Verderben der Luft sinnreich vereinigt! Der Erfolg übertraf gewöhnlich die Erwartung: die Kinder verließen Schaarenweis dies Jammerthal, um sehr bald an den ewigen Freuden Theil zu nehmen.

Ich rathe zu den Kinderstuben bloß große, helle, nicht feuchte Zimmer zu wählen, nie zu warm darin zu heizen, nichts darin zu trocknen, keine Kohlenbecken im Zimmer zu haben, und nicht mehrere Menschen in der Kinderstube wohnen und schlafen zu lassen; sondern im Gegentheile halte ich für wesentlich nöthig, die Sauberkeit hier in allen Theilen auf das pünktlichste in Acht zu nehmen: Man öffne oft die Fenster, um die Luft zu erneuern, doch nicht zu oft, wenn das Kind sehr schwächlich ist; eine nicht zu reine Luft bekömmt solchen am besten, da Sauerstoff als negative Thätigkeit in der Natur existirt, und also der Organismus in der an Sauerstoffgas reichen Luft erregbarer wird. Man stelle nie Blumen in die Zimmer: auch soll man bei Nacht kein Licht in den Kindszimmern brennen; denn das ist eben so gut, als einen Schlafgesellen mehr haben.

Ich will aber mit allen diesem gar nicht, verstanden haben, daß man die Kinder ängstlich für jede Veränderung der Luft verwahren soll. Im Gegentheil so bald die ersten zwei Monate vorüber sind, (worin man sie im Hause an die Luft zu gewöhnen sucht) muß man keinen Tag mehr vorbei gehen lassen, ohne ihnen den Genuß der freien Luft zu gewähren; denn wer kann in unsern Zeiten wohl noch zweifeln, daß sie dem Kinde eben so unentbehrlich ist, als Essen und Trinken? Dabei ist es eine durch Erfahrung hinlänglich bewährte Thatsache, daß Zimmerluft, wenn sie auch gut ist, nie das Belebende hat, was die freie Luft in so hohem Grade besitzt, wenn die wohlthätigen Stralen der Sonne damit verbunden sind. Dieser frühzeitige, tägliche Gebrauch ist zugleich das wahre Mittel, das Kind allmählig an rauhe, unfreundliche Luft und jede Veränderung der Witterung zu gewöhnen, der es sich doch in der Zukunft so oft wird aussetzen müssen, wenn es nicht zum arkadischen Schäfer bestimmt ist. Hiedurch wird es in den glücklichen Zustand gesetzt werden, eben so gut unter Islands Eisschollen (wie Rousseau sagt) als auf dem glühenden Felsen von Malta zu leben. ——

Kinder müssen in den ersten Zeiten ihres Lebens viel getragen werden, und dabei ist manches zu beobachten nöthig. Gemeinlich sitzen die Kinder in dem Gelenke der Tragenden zwischen dem Ober- und Vorderarm;

dadurch wird das weiche, zarte Becken zusammen gepreßt. Das muß natürlich sehr nachtheilig, besonders für Mädchen seyn. Auf solche Weise sitzen sie immer mit der einen Hälfte des Beckens höher, woraus eine schiefe Richtung desselben entsteht. Dies kann man leicht sehen, wenn man nur Acht gibt; denn der eine Fuß hängt immer länger herunter, als der andre. Eben so schädlich ist es, wenn das Kind den Arm um den Hals der Trägerin schlägt. Es fühlt zwar eine gewisse Gemächlichkeit dabei; aber auf solche Weise wird das Schlüsselbein, das Schulterblatt, und die eine Seite der Brust erhöht, wodurch also der ganze Leib des Kindes, zumalen bei anhaltender Gewohnheit, schief und krumm werden muß; daher ist es am besten, das Kind auf dem Vorderarm, und immer abwechselnd auf dem einen, und dem andren tragen zu lassen.

Es wäre sehr zu wünschen, daß die schändliche Gewohnheit aufhören möchte, die bei uns so üblich ist, nämlich den Kindern beständig einen Knebel in den Mund zu geben. Er besteht aus einem Stück Weizen- oder Zuckerbrod, das man in Leinwand gebunden, und kömmt unter dem Namen Lutscher vor. Mehrere Kinder haben ihn Tag und Nacht im Munde, und machen selbst im Schlafe mit den Lippen die Bewegung, als wenn sie daran säugten. Er soll die Kinder ruhig machen! Er ist es, der sehr dazu beiträgt, dem Kinde Ursachen zur Unruhe zu geben, indem er eine gute Dosis Säure und Winde im Magen erzeugt. Er macht dabei die Kinder beständig geifern, und dadurch unter dem Halse feucht, naß und wund. Er macht Verunstaltungen am Munde, und an den Lippen, und selbst das Zahnen wird durch ihn beschwerlicher, indem das Zahnfleisch durch den beständigen Druck des Lutschers hart und fest wird.

Wichtiger, als man auf den ersten Blick glauben sollte, ist es auch für die Gesundheit der Kinder, wenn die schmutzige Sitte abgestellt würde, daß sie jeder, der in die Stube tritt, küßt. Vorzüglich beobachten alte Matronen diese Mode sehr genau. Nicht blos ekelhaft, sondern auch gefährlich ist das. Oft und sehr schnell steckt ein Kuß an; da die lymphatischen Gefäße an den Lippen häufig und geschwind resorbiren, und ein großer Theil Menschen von der Lustseuche angesteckt ist[56].

Das alte französische Sprichwort: *En baisant on ébois le sang* — Küsse saugen das Blut aus — hat einen guten Grund; zumal wenn schwindsüchtige alte Weiber mit ihrem giftigen Speichel und faulen Athem die Rosenlippen des Kindes vergiften. Man lasse daher sein Kind, so wenig, als möglich küssen, oder wenn es doch geküßt seyn muß, auf die Wangen.

Vom Schlafen.

Unverkennbar ist es die Absicht der Natur, daß das Kind um desto länger schlafe, je jünger es ist. Das noch im Mutterleibe befindliche Kind scheint beständig zu schlafen, weil es noch gleichsam vegetirt, und durch die Sinne bis jezt noch keine Vorstellungen bekömmt. Es schläft daher auch noch größten Theils, wenn es auf die Welt gekommen ist, und bei diesem Schlafe befindet es sich wohl, und in Ermanglung desselben übel. So wie der Körper stärker wird u. s. w. so nimmt der Schlaf allmählig ab. Man muß daher diesen Wink der Natur nie aus dem Auge lassen, und den Kindern am Schlafe etwas abbrechen: denn der ist ihnen zu einem wesentlichen Theile der Nahrung angewiesen. So oft das Kind Bedürfniß des Schlafes fühlt, muß man ihm Ruhe vergönnen. Ein neugebornes Kind schläft fast beständig fort; ältere ist es rathsam an gewisse Stunden zu gewöhnen, und besonders Nachts schlafend zu erhalten. Lächerlich ist es, durch Schreien, Drohungen, schreckende Bilder u. s. w. Kinder zum Schlafe zwingen zu wollen.

Gewöhnlich pflegt man sie in Federbetten einzugraben. Dies macht ihnen Beängstigung, und nöthigt sie zum Schwitzen. Weit zuträglicher ist es statt der mit Federn angefüllten Betten ihnen eine leichte, abgenähte Decke zu geben, die den Körper gar nicht genirt, und worin das Kind nicht zu warm wird: ihr Bett, so wie die Kissen sollen bloß mit weichgeklopftem, zartem Haferspreu gefüllt seyn; denn diese haben den Vortheil, daß die Feuchtigkeiten hindurch gehen, und also das Bett immer trocken ist; auch lassen sie sich sehr leicht von Zeit zu Zeit erneuern. Nur im Winter, oder wenn das Kind schwächlich ist, kann man eine leichte Federdecke erlauben, und doch nur so lang, bis die Kälte gelinder, oder das Kind stärker wird. In Rücksicht der Lage ist zu merken: daß die Kinder etwas erhaben mit dem Kopfe liegen müssen, weil bei einer horizontalen, oder auch mehr rückwärts gehenden Lage das Blut mit einer größern Gewalt nach dem noch so sehr weichen Gehirne strömt, und deswegen schädlich wird, was besonders Lower von den Kindern, die beständig mit konvulsivischen Krankheiten geplagt sind, anmerkt.

Man soll die Kinder hüten, bei kränklichen oder bei Alten im Bette zu schlafen. Das ist der Fall zwar sehr oft, daß aus übertriebener Zärtlichkeit und Sorgfalt alte Großältern, oder Mägde die Kinder bei sich im Bette haben; allein dies kann nur zum größten Nachtheile des Kindes geschehen. Müller sagt: „Aus dieser einzigen Ursache hat man Kinder täglich abnehmen und in Auszehrung verfallen gesehen.“ Es ist hier eine natürliche Transfusion. Sie liegen beide in einem animalischen Dampfbade, woraus dann jeder seine Portion wieder einsaugt. Natürlich muß das um so vortheilhafter für den Alten seyn, je nachtheiliger es dem Kinde ist. Das kannten schon die Römer:

Kornelius Agrippa erzählt, daß die Aerzte seiner Zeit viel von Erwärmung des schönen Geschlechts erwarteten. Selbst Galen, der von einem alten Manne wegen seiner Abnahme an Kräften befragt wurde, wollte, daß er bei einem Kinde schlief, um seinen Unterleib davon zu erwärmen[57]. Dem Propheten David wurden ja seine Tage verlängert, indem man ihm (der Erwärmung wegen) ein sehr junges Mädchen ins Bette gab. Desessarz sah bei verschiedenen Kindern beiderlei Geschlechts, daß der Theil ihres Körpers, welcher den Alten, Kränklichen, neben denen sie schliefen, am nächsten lag, schwächer, blässer, und wie ausgezehrt wurde. Derselbe Fall ist oft bei Verheiratheten, vorzüglich wenn der eine Theil alt, kränklich, und der andere jung und gesund ist, daß es sich in wenig Monaten ganz umgekehrt mit ihnen verhält.

Es behaupten zwar mehrere neuere Chemiker und Aerzte, daß junge Thiere die Athmosphäre weit schneller und weit mehr verdürben, als die ältern eben derselben Art, und den Alten also nicht nützen, sondern schaden würden, wenn sie bei ihnen lägen: indessen die Erfahrung widerspricht offenbar hier den theoretischen Gründen.

Man muß die Vorsicht brauchen, unter Tages das Bettchen des Kindes so zu stellen, daß das Tageslicht vom Fenster gerade auf seine Augen fällt. Eben dies gilt auch von der Nachtlampe. Ist das Fenster, oder die Lampe rechts, oder links, oder rückwärts, so gewöhnt sich das Kind mehr auf diese, oder jene Seite zu sehen: es lernt schielen.

Ein andres grobes Vorurtheil, welches unsren Kindern viele Unbequemlichkeit, und vielleicht viele Krankheiten macht, ist das alte, aber, in Rücksicht auf Kinder, alberne Sprichwort: *Aurora musis amica*. Man will die Kinder zur Arbeitsamkeit gewöhnen, man will ihnen, wie man sagt, ihre Trägheit benehmen, und zwingt sie daher früh aufzustehen, da es doch offenbar der Wille der Natur ist, daß die Kinder lange schlafen sollen. In den mehrsten Instituten müssen die Kinder wegen dieser grundlosen Meinung zu frühe aufstehen. Man scheint gar nicht daran zu denken: daß Kinder verhältnißmäßig weit stärker arbeiten, als Erwachsene. Ueberläßt man sie sich selbst, so ist wohl keines ihrer Glieder einen Augenblick in Ruhe. Lange also müssen sie schlafen; um so länger, je jünger sie sind, und im Winter weit länger, als im Sommer. Denn wir finden, daß Schlafen, wenn sich die Sonne unter dem Horizont befindet, weit erquickender ist, und daß wir auch denn mehr Schlaf haben.

Man wecke die etwas erwachsenen Kinder zu verschiedenen Zeiten und oft mit Geräusch auf, damit sie auch daran für die Folge gewohnt werden; da die gesellschaftlichen Verhältnisse sie gewiß manchmal in ihrem Leben plötzlich aus dem Schlafe bringen werden. — Man gewöhne sie, sich selbst zu wecken. Man verspreche dem Knaben, ihn den andern Tag um diese oder jene Stunde dahin mitzunehmen, wo er viel Vergnügen hoffet, und nehme ihn wirklich nicht mit, wenn er geschlafen hat; so wird er bald das Wecken nicht mehr nöthig haben.

Von der Bewegung.

In der ersten Zeit des Lebens kann natürlich die Bewegung des Kindes bloß darin bestehen; daß man seinen Gliedern freien Spielraum läßt, und es auf dem Arme herumträgt. Das muß aber nun sehr bald (wie oben gesagt worden ist) geschehen; erst im Zimmer, dann im Hause, und endlich täglich in freier Luft, um es vor und nach daran zu gewöhnen.

Nach den ersten Monaten ist vorzüglich das Herumfahren in einem kleinen Wagen sehr vortheilhaft. Größre Kinder genießen dadurch selbst die Wohlthat der Bewegung, und der gesunden Luft, indem sie solche den kleinern mittheilen wollen. Die Kinder bekommen dadurch ein frisches, blühendes Aussehen, ein festes Fleisch, einen ruhigen Schlaf, vermehrte Eßlust, und werden munter und lustig. Man schütze sie nicht ängstlich vor der Sonne; im Gegentheil es ist ihnen sehr zuträglich, nebst der freien Luft auch der Sonne ausgesetzt zu seyn. Wahrlich dient das Licht in der Natur zu mehrerem, als — um Tag zu machen[58]: Sein Einfluß auf die thierische Haushaltung ist schlechterdings unverkennbar. Wohnungen, wozu das Sonnenlicht schwerlich kommen kann, wie bei Gefängnissen und manchen Klöstern, sind feucht, ungesund: Menschen und Pflanzen verbleichen darin, und kränkeln. Man hat daher sehr Unrecht, den Teint des Kindes auf Kosten seiner Gesundheit zu erhalten. Ich glaube mit Berthollet[59], daß die Sonne Mitursache sey, warum die Kinder der Landleute so viel gesunder sind, als die der Städter.

Wenn die Kinder fünf bis sechs Monate alt sind, so lasse man sie unter guter Aufsicht auf einem mit Teppich belegten Fußboden, oder im Sommer auf Grasplätzen herumkriechen. Sie bekommen dadurch einen freiern und leichtern Gebrauch, mehr Festigkeit und Beweglichkeit ihrer Glieder, und lernen daher eher und weit sicherer gehen[60]. Buffon[61] erzählt von den kleinen Negern, daß sie mit ihren Füßen, und Knien eine von den Hüften der Mutter fassen, und sich so fest an die Brust anklammern, wenn sie trinken wollen, daß sie ohne Beihilfe der Mutter hangen bleiben. Sie trinken beständig fort, ohne sich irren zu lassen, oder zu fallen; die Mutter, welche während dieser Zeit arbeitet, mag sich bewegen, wie sie nur immer will. — Wenn diese Kinder zwei Monate alt sind, so fangen sie schon an zu gehen, oder vielmehr sich auf den Händen und Füßen zu schleppen; eine Uebung, die ihnen in der Folge die Fertigkeit gibt, fast eben so geschwind auf allen vieren zu kriechen, als aufrecht zu gehen. — Von Weert sah[62] an der Magellanischen Straße, daß ein Kind, welches noch nicht viel über sechs Monate alt seyn konnte, schon viele Zähne hatte, und allein lief. Die Kinder der Maleyischen Weiber müssen sich uneingewickelt auf einer auf der Erde gespreiteten Matte behelfen, und man sieht sie schon herumlaufen, wenn sie ein halbes Jahr alt sind. Daran ist bloß ihre ungezwungene Behandlungsart Schuld, sie lähmen nicht ihre Kinder nach Sitte der Europäer durch Unthätigkeit, durch zweckwidrige Kleidung, oder durch Einsperren in enge verpestete Zimmer; sie hindern also ihr Wachsthum nicht, und eben dadurch können diese ihre Glieder bald brauchen.

Man hat auf diese Art die so gefährlichen Laufbänder nicht nöthig, die den Kindern an der Brust und Schultern anliegen, und da sie sich (weil sie noch nicht auf den Füßen stehen können) immer mit dem obern Theil ihres Körpers vorwärts neigen, so liegen sie mit ihrer ganzen Last auf dem vordern Theile des Laufbandes; die Brust wird dadurch gedrückt, mehr und mehr hineingepreßt, und das Wachsthum dieses wichtigen Theils des Körpers auf eine sehr nachtheilige Art gestört; besonders da die Mägde sie oft damit schwebend in der Luft halten, und sich hin und her bewegen lassen. — Derselbige Fall ist ungefähr mit den Laufstühlen, worin man die Kinder einsperrt, und so herumirren läßt. Sie bewegen sich fort durch Stöße, welche sie mit der Brust geben, und oft auf eine empfindliche Art wieder erhalten, wenn sie plötzlich gegen eine Mauer prellen; dabei ist noch der Nachtheil, daß den Kindern durch das beständige Stehen die Beine krumm werden.

Auch muß ich erinnern, daß in diesem Alter manche Bewegungen, welche man so oft zum Scherze oder aus Unvorsichtigkeit mit den Kindern macht, äußerst gefährlich sind: manchmal faßt man den Kopf des Kindes zum Spasse mit beiden Händen, und hält ihn in die Höhe; dadurch können die Gelenke der Wirbelbeine bei verlängerten Bändern durch eine leichte hinzukommende Bewegung des Körpers aus ihrer Lage gebracht und verdreht werden, wornach ein plötzlicher Tod oder wenigstens ein krummer Hals die Folge ist.

Aus demselben Grunde soll man den Kopf des Kindes, wenn es aus dem Bette genommen, oder auf dem Arm getragen wird, nicht rücklings fallen lassen, weil das wegen dem von Natur noch knorplichten Zahnfortsatze des zweiten Halswirbelbeins nicht ohne beträchtliche Verletzung und Beschädigung geschehen kann. — Auch ist es eine schädliche Gewohnheit, die Kinder bei den Händen oder Armen zu fassen, und so in die Höhe zu heben; denn hierdurch kann den zarten Kindern nicht nur eine Verrenkung, sondern auch ein Abbrechen von Knochenansätzen zugefügt werden. Es ist ebenfalls gefährlich, Kinder von einem Arme auf den andern zu werfen, und sie beim Stehenlehren auf dem Tische jähling auf die Füße und Knie fallen zu lassen, was die Knochen, die an ihren Enden noch knorplicht sind, und die Hüften selbst verletzen muß. — Fast eben so nachtheilig ist es, das auf dem Arm sitzende Kind gleichsam in die Luft zu werfen, und schnell wieder herabzulassen; denn man legt hierbei, um es vor dem Fallen zu sichern, die linke Hand unter den Körper, die Finger der rechten Hand aber unter die

Brust und die Rippen, und drückt nun so nicht allein die Brust zusammen, sondern verdreht auch die Rippen.

Vom Essen und Trinken.

Die erste Nahrung des Kindes muß nun, wie ich bewiesen zu haben glaube, die Brust der Mutter seyn. — Aber hat das Kind wohl genug damit? — Auch hier sind die kultivirten Menschen wieder klüger als — die Natur! Sie glauben, der Säugling würde an den Brüsten seiner Mutter verhüngern, wenn sie nicht durch ihre Weisheit — das Pfuscherwerk des Schöpfers verbesserten.

Das gesunde Kind hat mit den zwey Brüsten seiner gesunden Mutter die ersten Monate vollkommen genug[63]. Es findet in der reinen Muttermilch hinlängliche Nahrung. Man hat daher weiter nichts dabei zu künsteln nöthig. Aus dieser Ursache gefällt mir der Rath von Pinel, den ich übrigens, als einen der vorzüglichern Aerzte Frankreichs sehr hoch schätze, gar nicht: die Kinder nämlich beim Säugen frisches Wasser trinken zu lassen. Es soll bei denen, die mager werden, oder Anzeigen schlechter Verdauung haben, das sicherste Mittel seyn, dieselbe in Ordnung zu bringen, und die von der Milch überbleibenden Kruditäten wegzuspühlen, dem Krampfhusten vorzubeugen, und die Entwöhnung zu erleichtern. Er sagt, er gebe diesen Rath aus Erfahrung, man könne den Kindern drey bis viermal des Tags Wasser geben; denn der Instinct lehre sie so viel zu nehmen, als ihnen gut ist, und sie fänden bald Geschmack daran. Allein Herr Pinel wird mich schwerlich überzeugen können, daß kaltes Wasser einem Säuglinge gut bekommen könne, da die Natur so absichtlich ihm seine Nahrung lauwarm gibt, und wie, wenn das Kind gerade deswegen mager wird, weil die Milch seiner Mutter zu wässericht ist? Nur in dem Falle, und mit der Einschränkung kann man, das Wasser, und zwar als Arznei geben, wenn, wie es Hufeland that,[64] die Muttermilch zu fett und zu schwer ist, und das Wasser vorher laulicht gemacht wurde.

Nach einigen Monaten, wenn die Natur nach und nach anfängt, auf die Hervorbringung der Zähne zu arbeiten, sehen wir, daß dem Kinde die Milch der Mutter nicht hinlänglich ist. Die Natur will jetzt das Kind vor und nach an andre Nahrung gewöhnen; damit das Abgewöhnen von der mütterlichen Brust nicht auf einmal geschehe. Die beste Nahrung, die man denn dem Kinde geben kann, ist: Milchzucker in warmem Wasser aufgelöst, wozu etwas Satzmehl aus Kartoffeln[65], (es ist ganz dasselbe, was der theurere Sago und Salep ist) geschüttet wird. Wie das Kind älter und stärker wird, so setzt man mehr davon zu; man erhält das Ganze eine halbe Stunde unter stetem Umrühren über dem Feuer, und erhält so eine sehr nährende Gallerte. Nach einiger Zeit wechselt man ab mit Fleischbrühsuppen, worin gut gebackenes Weizenbrod abgekocht ist. — Das sind Sachen, die den Uebergang von der Milch zu den übrigen Nahrungsmitteln zu machen, vorzüglich geschickt sind. Gewöhnlich gibt man aber den Kindern, und zwar bei uns von dem ersten Tage der Geburt einen Brei aus Milch, Mehl und Zucker. Offenbar eine Mischung, die so schädlich ist, als eine erdacht werden kann! Ungegohrne Mehlspeisen sind sogar den Erwachsenen aus Gründen, die der Chimist und Phisiolog kennt, äußerst schwer zu verdauen. Man kann sich nicht mit zu vielem Eifer gegen diese abscheuliche Nahrung auflehnen.

Man mache den Versuch an sich selbst, esse nur so viel Mehlbrei, als man einem Kinde auf zweimal einstreicht, und wenn man nicht gleich nach dem ersten Mahle Drücken im Magen, saures Aufstoßen, und alle Zeichen einer Unverdaulichkeit und Säure im Magen wahrnimmt, so fahre man nur einige Tage mit dieser Kost fort — und man wird denn hinlänglich überzeugt seyn, daß dieser Brei in dem Magen sich in Sauerteig verwandelt, und desto schneller bei Kindern sich verwandeln muß, je schwächer ihr Magen ist und je schwächer ihre Verdauungskräfte sind. Man sagt zwar, der Brei nährt viele Millionen Kinder; aber wie viele tausend hat er schon getödtet? Vielleicht hat noch kein Gift so viele Menschen plötzlich, oder nach und nach gemordet, als dieser Mehlbrei, und er hat vielleicht allein mehr Kinder in den ersten Monaten aufgerieben, als alle Kinderkrankheiten in der Folge! Wenn sich auch seine Wirkungen nicht plötzlich äußern, wenn auch nicht alle Kinder, welchen Mehlbrei eingestrichen wird, plötzlich sterben, was doch nicht ganz selten sich ereignet; so legt er doch den Keim zu einem Heere langwieriger Krankheiten. Wie konnte sich aber, sagt man, der Mehlbrei so lange in den Kindsstuben erhalten, wenn er so schädlich ist? Man darf nur die Faulheit und Nachlässigkeit der Ammen und mancher Mütter kennen, um das zu begreifen. Ein Kind, dem man eine Portion dieses Kleisters eingegeben hat, zumal wenn es des Abends geschieht, liegt die Nacht über in einer Betäubung da, wie ein Erwachsener, der vor dem Schlafengehen ein zu reichliches Nachtmal an unverdaulichen Speisen hielt — es währt lange, bis der Magen den zähen Kleister verdauet, bis der Säugling wieder neuen Appetit bekömmt und nach Muttermilch schreit; daher schläft die Amme ruhig die Nacht über fort, und erwacht freudenvoll über die genossene Ruhe mit dem neuen Entschlusse, auch künftigen Abend ein Stündchen Schlafes mit dem Leben und der Gesundheit ihres Säuglings zu kaufen. Wie schnell mußte sich solch eine Entdeckung unter dem Ammenvolke verbreiten! Und wie viel leichter wäre es nicht, Alpen zu versetzen, als ein hirnloses Weib von dem Ungrunde einer vorgefaßten Meinung zu überführen! Unglücklicher Weise macht der Brei den Kindern dicke Bäuche, und da sich bei vielen Weibern der Stolz sehr oft auf die Fettigkeit ihrer Kinder gründet: so dient dies auch noch bei ihnen dem Brei zur Empfehlung; weil sie mit allem Eifer bedacht sind, diese drolligte Leibesbeschaffenheit ihren Kindern zu erzielen.

Aber wenn nun das Kind abgewöhnt ist, was soll es denn essen? Die Natur gab andern Thieren den Instinct als die sichersten Leiter, die Sachen zu finden, die ein Stück ihres Körpers ausmachen sollten. Wir sehen das deutlich auf den oft abgefressenen Weiden, welche dem hungrigen Thiere wenig Nahrung geben können; und doch stehen gewisse Pflanzen in der schönsten Blüthe unangerührt da; weil sie ihnen nachtheilig sind. Diesen Instinct hatten wir auch; denn die ersten Menschen würden todt gehungert seyn, wenn sie durch die Erfahrung hätten lernen müssen, was ihnen nachtheilig oder gut sey. Ein Knabe, der in einem Walde gefangen worden, konnte alle gesunde Pflanzen von den schädlichen unterscheiden; er verlor aber diese Eigenschaft, so bald er aß, wie andere Menschen[66]. Das wäre uns gewiß am allergesündesten gewesen, was uns am besten geschmeckt hätte, wenn wir nicht so sehr entartet wären. Die Natur ermuntert uns ja immer durch Vergnügen zu dem, was wir thun sollen, und warnt uns durch Schmerz für das, was wir nicht thun sollen; läßt auch denn Vergnügen Schmerz werden, wenn wir ihre sanfte Stimme nicht hören wollen. — So haben wir nach vieler Bewegung den besten Appetit; der Appetit wird nagender, schmerzhafter Hunger, wenn wir ihn nicht stillen; der Appetit wird Sättigung, wenn wir genug haben; er wird Eckel, wenn wir zu viel gegessen haben. In das, was uns schadet, legte sie einen Abscheu.

Es liegt aber sehr viel daran, was wir essen, selbst in Rücksicht auf unsre Moralität. Die von Pferdemilch lebenden Mysi sind die gerechtesten Menschen. Die jetzigen Einwohner von Hindostan, die bloß Vegetabilien genießen, sind sanfte, gute, leutselige Menschen[67]. Bloß Fleisch essen macht wild, unbarmherzig, grausam. Die Menschenfresser unter den Amerikanern[68] sind ungesellig, tiefsinnig u. s. w. Die Tartarn, die Patagonen und einigermaßen unter uns die Fleischer und Jäger bezeugen, daß Fleischessen wild macht[69]. Auch schadet allzuvieles Fleischessen offenbar dem höhern Denkvermögen, es macht die Phantasie üppig und ausschweifend; daher enthielt sich ihrer der größte Mensch — Newton, als er das Meisterstück der menschlichen Vernunft, seine Theorie von dem Lichte und den Farben schrieb[70]. Vegetabilische Diät macht die Leute gelind in ihren Handlungen, aber schwach und zu großen Arbeiten untüchtig. Haller sah nach dem Gebrauche der Vipern die größte Ungeduld entstehn[71]. Boerhaave kannte einen Mann, der eine Zeitlang bloß Feldhühner aß, und dabei die Feinheit seiner Sitten verlor.

Von dem Einflusse der Diät auf die Moralität scheinen die Alten schon überzeugt gewesen zu seyn: Philopömen zwang die Spartaner, die Manier ihre Kinder zu nähren, aufzugeben; weil er wohl wußte (sagt Plutarch), daß sie sonst immer eine große Seele und ein erhabenes Herz hätten. Pausanias ließ nach der Schlacht bei Platäa seinen Offizieren eine persische und eine spartanische Mahlzeit zurichten, und sagte ihnen: seht die Thorheit der Medischen Anführer, die solcher Mahlzeiten gewohnt sind, und dennoch geglaubt haben, sie könnten uns überwinden.

Wir hätten vielleicht eine ziemliche Leichtigkeit, nicht bloß die verschiednen Nazionalcharactere anzugeben, sondern selbst die Charactere jeder einzelnen Individuen zu kennen, mit denen wir umgehen; wenn wir eine genaue Sammlung ihrer Küchenzettel hätten[72]. Gehörig beschränkt, ist also viel wahres an dem Satze, den schon des Cartes behauptete, daß man die Mittel zur Verbesserung des menschlichen Geistes und Herzens in der Arzneikunde (und ich möchte hinzusetzen) auch in der Küche suchen müßte. Dächten hieran die Leute, die manchmal unsere Sitten richten wollen, und den physischen Menschen gar nicht kennen; so würden sie vermuthlich einem Manne oft sein Genie oder seine Geistesschwäche, seine Moralität oder Immoralität nicht so hoch anrechnen, als sie es gewöhnlich thun, und um so mehr thun; je mehr sie von der Organisation desjenigen, von dem sie urtheilen, abstehen.

Daß der Natur unendlich viel daran lag, uns die Sachen recht auswählen zu lassen, welche wir essen, sehen wir vorzüglich, wenn wir den Sinn des Geschmacks recht betrachten. Wie empfänglich ist der nicht für jeden Eindruck! Fast alles schmeckt! Aber es ist schwer anzugeben, was uns denn zur Speise angewiesen ist, was uns eigentlich am zuträglichsten seyn mag, da wir durch unsere Kultur den Instinct in dem Punkte ganz eingebüßt haben.

Höchstwahrscheinlich ist der Mensch zur Obstnahrung bestimmt; das beweist die Einrichtung seiner Verdauungswerkzeuge, die der Verwandlung der Obstspeisen durchaus angemessen ist. Seine Vorderzähne schaben den Bissen vom Obste; seine Hundszähne, die beinahe eine nicht größere Aehnlichkeit mit den Hundszähnen der Fleischfressenden Thiere haben, als die menschlichen Finger mit den Klauen derselben, dienen, die Schalen der Nüsse zu öffnen; seine Backenzähne zermalmen den Bissen. Die Gedärme des Menschen sind für Fleischspeisen zu lang, für Vegetabilien zu kurz. Sein Magen kann keine Kornfrüchte zermalmen; sonst wäre er fleischigter. Dabei gewährt das reife Obst unserer Zunge einen überaus angenehmen Geschmack; ein Vorzug, den schon Hippocrates[73] einer Speise sehr hoch anrechnet. Allein der Schöpfer wollte den Menschen über die ganze bewohnbare Erde verbreiten, und deswegen mußte er seine Natur seinem Wohnplatze anpassen. Daher ißt der Nordländer Fleisch; denn sein Land trägt ihm nicht Obst genug, auch könnte er damit in seinem kalten Himmelsstriche nicht gesund bleiben: in wärmern Gegenden ißt der Mensch des Fleisches weniger, und lebt wieder mehr von Vegetabilien. In ganz Ostindien, in Japan, in China ißt man wenig Fleisch, noch weniger in Aegypten. Der Reiß, einige Gewächse und Butter sind die gewöhnliche Speise der Einwohner von Bengalen. Auch ist es Sache der Erfahrung, daß ganze Menschenklassen sich einzig von vegetabilischer Nahrung ernähren[74], so wie andre bloß von Fleisch, und dabei sehr gesund bleiben.

Ueberall modifizirte die Natur den Instinct des Menschen nach den Umständen, so daß er jedem Himmelsstriche mit kühner Stirne trotzt, und sich an jede Speise gewöhnen kann. Aber wir Europäer haben wir nicht die Diät aller Völker bei uns vereint? Wahrlich der Europäer ist das gefräßigste Thier auf Erden[75]! Er ißt alle Arten von Fleisch, Fischen, Schalthieren, Vögeln, Wurzeln, Früchten, Kräutern etc. etc. Wir lachen, daß des Grönländers Lieblingsspeise halb verfaulte Stockfischschwänze sind, daß der Hottentote zum Götteressen faulende Därme hat, und wir essen — Schnepfendreck, und faulendes Wildbret. — Wir haben auf unserm Tische die Kirschen des schwarzen Meeres, die Spargel aus Siberien, die Aprikosen, Birnen, Aepfel und Pflaumen entfernter Gegenden, die Kartoffeln aus Amerika, das Korn und den Kohl und tausend andre Sachen, deren Vaterland unbekannt ist[76]. Selbst der Weinstock, den wir zu manchem Zwecke brauchen, und wohl noch öfter mißbrauchen, ist fremd: denn in unsern Wäldern war nichts, als einige Beerenstauden und Aepfel, welche wir zu essen verlernt haben. Ist es also wohl noch zu verwundern, daß wir keinen Instinct mehr haben? Wir haben ja (wie mein Freund Herr Hofrath Roose[77] sagt) lange aufgehört Menschen zu seyn — um Staatsbürger zu werden.

So wie die Natur die Judenknaben mit einer kleinern Vorhaut zur Welt kommen läßt; wie sie den Kindern derjenigen Völker, die manche Glieder ihrer Neugebornen mehrere Generationen hindurch verzerren, endlich von selbst die beliebte Form gibt, so wurde sie (möchte ich sagen) endlich müde, uns ihre Winke zu geben. — Dazu kömmt noch, daß in manchen Ländern Bevölkerungs-Principien herrschen, die allenfalls (und doch nur mit der größten Einschränkung) bei einem Gestüte gut seyn könnten; aber zur Degeneration der Menschen nicht wenig beitragen. Man glaubt nämlich oft, nicht genug Leute auf einem Flecke anhäufen zu können, ohne sich darum zu bekümmern, ob sie sich auch gesund und gut da nähren können. Nothgedrungen muß denn der Mensch Nahrung genießen, welche mit seiner Natur gar nicht zusammenstimmt; und so degenerirt denn auch die unterste Klasse ganz zu dem Grade der Kultur, den die höhern Stände schon lange acquirirt haben.

Und was haben wir an der Stelle des Instincts? — Bücher der Diätetik, welche kein Thier, auch nicht der Barbar bedarf, und welche sich nicht selten auf jedem Blatte widersprechen.

Was sollen wir aber thun, um aus diesem Labyrinthe zu kommen? — Wir sollen unsre Kinder an einfache Speisen gewöhnen. Die einfachsten Speisen bekommen ihnen am beßten. Für Milch, Brod, Wasser, u. s. w. eckelt's keinem Kinde auf der Erde: unsere Bauernkinder sind kräftige Zeugnisse, wie gesund die Kinder bei dieser Diät werden. Auch selbst der Geschmack der städtischen Kinder geht immer noch nach den einfachen

Speisen. Unsre Ragouts und andere beliebte Gerichte lieben sie nicht; diese macht ihnen erst Gewohnheit angenehm.

Milch, Brod, Obst soll eigentlich die Hauptnahrung der Kinder seyn, und in dem Maaße, als sie älter werden, gebe man ihnen allgemach öfter Fleisch. Ihr Getränk sey — wenn sie gesund sind, Wasser. Kinder mögen auch anfänglich weder Wein noch Bier u. s. w.[78].

Aber wann und wie viel soll das Kind des Tags essen? Man soll ihm nicht zu wenig geben; da es nicht bloß zu seinem Ernähren, sondern auch zum Wachsen essen muß. Wenn das Kind also noch nicht selbst fordern kann; so gebe man Achtung, daß man ihm immer zu bestimmten Zeiten so lange gebe, als es mit Lust und Appetit die Speisen zu sich nimmt. Meistens fallen hier Mütter in entgegengesetzte Extreme. So wie einige, aus Furcht ihren Kindern zu schaden, ihnen viel zu wenig geben, so geben ihnen andere beinahe jeden Augenblick zu essen, und stopfen sie, wie die Gänse: daher Atrophie, Verstopfungen im Gekröse und ein ganzes Heer von Uebeln. Unzer[79] beschreibt diesen unter der gemeinen Klasse häufigen Fall mit seiner gewöhnlichen Laune: „Ein junges Kind muß doch essen, sagt er, man gibt ihm fleißig Brei, Semmel, weißes Brod, und lauter trockene oder zähe Speisen, die gut vorhalten. Dies geschieht des Tages vier bis sechsmal, wo nicht gar unaufhörlich: denn das Kind kann doch unmöglich hungern. Was ereignet sich? Das Kind wird elend und mager, und frißt täglich ärger. Was soll man thun, um es wieder gesund zu machen? Man gibt ihm täglich mehr zu essen; denn davon schweigt es, und bekömmt Kräfte. Sein Leib wird hoch und hart. Das Brod scheint anzuschlagen. Allein der ganze übrige Leib wird dürre, wie ein Stecken. Das Kind muß also doch wohl noch nicht Nahrung genug haben. Man nährt es besser, und es verzehrt sich und stirbt. Niemand bedauert, daß er es todt gefüttert habe. Wie sollte dieses auch möglich seyn? Es konnte ja nie satt werden?“

Wenn aber das Kind schon brav herumlauft, wenn es schon fordern kann, dann gebe man ihm zu essen, wenn es mag, wenn es will. Es wird denn nie zu viel essen. Ein natürlich erzogenes Kind wird sich nie Unverdaulichkeiten zuziehen, an denen wir allein Schuld sind. Die Natur bedarf immer eines Ersatzes; daher hat das Kind immer Hunger. Reizen wir nur seine Sinnlichkeit nicht, so wird es gewiß nicht mehr essen, als es Hunger hat. Allein wir lassen die Kinder sistematisch nach der Uhr hungern, und nur zu gewissen Zeiten des Tags essen; sie suchen sich denn, wenn ihnen der Zaum, den ihnen die Konvenienz anlegte, losgelassen wird, dafür schadlos zu halten, und füllen auf einmal in ihre kleinen Magen mehr, als sie verdauen können. Wir sehen davon Beweise an den Kindern der Landleute. Der Tisch ist diesen, vorzüglich im Sommer, immer gedeckt. Den ganzen Tag sitzen sie unter den Obstbäumen, und wie wenig wissen sie von Unverdaulichkeit! Haben sie sich durch Zufall eine zugezogen; so ist Hunger ja dafür das beste

Mittel; die Natur verbindet ohne dies damit Eckel. Das natürlich erzogene Kind wird daher keinen Hunger haben, bis die Natur diesen Fehler wieder gut gemacht hat.

Ungegründet ist auch die Furcht, daß volle Befriedigung des Appetits die Knaben zu schwerfällig und träge mache. Man bedenke doch nur, daß sie nicht allein das Verlorne ersetzt haben, sondern außerdem noch zum Wachsthum etwas auflegen wollen. Ihre Verdauung ist wegen dieses doppelten Bedürfnisses so lebhaft, daß man von der Ueberladung des Magens nicht leicht etwas zu befürchten hat. Der Hunger selbst ist uns Bürge dafür; der zeigt sowohl, wie hochnöthig eine Nahrung ist, als auch, wie leicht und bald das Genossene verdaut wird.

In diesem Alter ist Essen die Hauptbeschäftigung, und von dieser Seite nur kennen die Kinder Vergnügen. Die Erzieher sollten das mehr benutzen, denn könnten sie sicherer zum Zwecke kommen, als nach der bisher gewohnten Art. Wie leicht trocknet oft ein Apfel, oder eine Kirsche einen ganzen Strom von Thränen! — Jetzt verdirbt man oft das Herz der Kinder, indem man es bessern will. Neid nennt man bei der Jugend Emulation; unbeschränkten Ehrgeiz lobenswerthe Wißbegierde. Du sollst nicht eher ruhen, bis du in der Schule den Platz über diesen oder jenen deiner Gespielen erhalten hast; denke dir die Schande: — dein Bruder oder dein Freund hat schon wieder diese Aufgabe besser gemacht, u. s. w. Das ist die nur allzugewöhnliche Erziehungs-Methode. So legt man aber den Keim zu den heftigsten Leidenschaften in das junge Herz, und vergiftet es für immer in die Zukunft. Hämischer Neid, unersättlicher Ehrgeiz mit allen seinen Folgen bemeistern sich dadurch des Kindes ganz. Es wird nur Ersatz für seinen Fleiß, für seine Arbeiten in äußerlichen Zeichen, im lauten Beifall des Publikums suchen; und haben ihm noch ehrgeizigere Menschen diese nahe am gehofften Ziele wegcabalirt; so ist es in Verzweiflung, hört auf zu arbeiten, oder will sich gar an Vaterland und Menschheit rächen.

Kinder müssen zu dem, wohin wir sie leiten wollen, durch sinnliche Gegenstände gereizt werden, aber denn ist es doch besser, sie dadurch zu führen, wofür sie in diesem Alter ganz Sinn sind. — Zucker z B. ist das beste, was man ihnen zur Aufmunterung und zur Belohnung geben kann. Sie essen ihn sehr gern, und er ist trotz dem, was man dagegen gesagt hat, sehr gesund. Der Herzog von Beaufort, der vierzig Jahre lang täglich ein Pfund Zucker verzehrte, starb im sechzigsten Jahre an einem Fieber; man fand seine Eingeweide sehr gesund, und die Zähne fest und gut. Ein gewisser Melory, der unter alle Speisen Zucker that, wurde bei einer festen und dauerhaften Gesundheit hundert Jahre alt. Personen, die den stärksten Gebrauch vom Zucker machen, wie die Neger, haben gerade die schönsten Zähne: und Share versichert, seine Zähne durch das Reiben mit Zucker erhalten zu haben. Hunter empfiehlt sogar den Zucker als das beste Erquickungsmittel bei Leuten, die durch langes Fasten geschwächt, oder durch den Gebrauch von Merkurialmitteln mager geworden sind. Und wie mehrere Versuche beweisen, so begünstigt der Zucker nicht allein die Erzeugung der Würmer nicht, sondern er treibt sie sogar ab.

Man hüte die Kinder aber vor Näschereien, vorzüglich denjenigen, die um Weihnachten und Nikolaus in den katholischen Ländern verkauft werden. Es sind meistens Sachen, die mit Gummigutt, Grünspan, Schaumgold, d. h. Messing gefärbt, und aus schlechtem Mehl und etwas Zucker zusammengebacken sind, welche billig wegen ihren schädlichen Eigenschaften in jedem polizirten Staate verbothen werden müßten.

Man glaube nur nicht, die Kinder würden dadurch Fresser und Schlemmer, daß man sie durch so sinnliche Gegenstände zur Arbeit und guten Handlungen ermuntere, oder daß in der Folge für sie ein gutes Mittagsessen mehr seyn würde, als eine edle That. Nein das ist sicher der Fall nicht. So wie das Wachsen allmählig aufhört, das Kind sich weniger bewegt, so hört auch mit dem Bedürfnisse die Lebhaftigkeit dieses Sinnes auf, und um die Zeit bekömmt dabei im gesellschaftlichen Zustande das Herz so viel zu thun, daß der Magen uns so sehr nicht mehr beschäftigt. Nur die werden Fresser, welchen ihr Appetit nicht gestillt, sondern gereizt wird, oder welche Nerven von der Bauart haben, daß sie weder von innen noch von außen Beschäftigung finden, und also nur mit — ihrer Verdauung und Ernährung zu thun haben.

Hier muß ich noch gegen einen Mißbrauch warnen, der den Kindern nicht selten sehr nachtheilig ist. Es ist die eckelhafte Gewohnheit vieler Kindswärterinnen, den Bissen, den sie kleinen Kindern geben, immer vorerst in ihrem Munde herumzuwälzen, und mit ihrem, oft gefährlichen, Speichel zu besudeln. Man lasse nur die Speisen gehörig abkühlen; denn ist es ja nicht möglich, den Kindern den Mund zu verbrennen!

Von der Kleidung.

Unter die zahllosen Bedürfnisse, welche die Gewohnheit mehr, als die Natur, dem Menschen nothwendig macht, rechnet man billig die Kleider[80]. Ein großer Theil unsrer Degeneration kömmt von unsrer albernen, läppischen Art zu kleiden her. — Ich finde die Mode der Wilden, sich zu tatouiren, nicht so lächerlich und weniger ungesund, als die Sitte der Europäer, sich jedes Glied in eine widernatürliche Lage zu pressen.

Wie unnatürlich sind nicht unsre Kleider! Ich glaube kaum, daß man eine abscheulichere Art, sich zu bedecken erdenken könnte, als die unsrige. Alle Glieder gepreßt, gebunden, geknöpft! — Auf dem Kopfe glaubt man, nie Haare genug haben zu können, während die Männer sie um das Kinn, wo sie ihnen die Natur doch auch gab, mit der größten Sorgfalt abschneiden. — Den Hals, der mit so wichtigen Gefäßen rund umgeben ist, umschlingen wir mit Binden, und stören da den Kreislauf des Bluts. Die Brust und der Unterleib werden erst durch Schnürleiber (die man immer noch in einigen Gegenden Knaben und Mädchen reichlich angedeihen läßt) denn durch enge Westen und hohe Hosen zusammengedrückt. So wird die Brust verengert, das Athemholen erschwert, und das ganze Verdauungsgeschäft gestört. —

Die Hosen sind die schädlichste Kleidung, welche auf diesem Planeten von irgend einem Volke getragen wird, und wahrlich in Absicht auf die Sitten ist die Mode im Königreich Pegu, wo sich die Weiber so kleiden, daß sich bei jedem Schritte ihr geheimster Theil darbietet, nicht von schlimmerer Wirkung. — Auch die Schuhe sind so gestaltet, daß man glauben sollte, der Mensch habe sie sich zu seiner Quaal erfunden[81]. Die Natur machte unsre Füße vorn breit, und hinten spitzig; allein wir verstehen das Ding besser: unsre Schuhe sind vorn spitzig, und hinten breit, dabei so enge, daß unsre Zehen ganz gelähmt, und zwei Drittheile der Menschen mit allerhand Fußbeschwerden geplagt sind. Unsre Zehen sind beinahe, wie unsre Finger, gebildet; daher gibt es viele Völker, die das, was ihnen fällt, mit den Füßen aufheben, und diese fast eben so, wie ihre Hände brauchen können. Bei dem schönen Geschlechte in Europa ist die Kleidung noch weit unnatürlicher, als bei den Männern: sie zielt vorzüglich auf die Ausstaffirung des Busens und auf eine hübsche Taille. Bald befiehlt die Mode den Damen, ihren Busen nur durch einen seidenen Nebel blicken zu lassen, bald heischt sie ihn ganz zur Schau zu stellen; an vielen Orten aber zeigen sie ihn nur bei Ehrenanlässen. — Der Leib ist allgemein in Europa beliebt worden, für schön zu halten, wenn er trichterförmig ist. Alle die Moden, wie z. B. jetzt, wo sich die Frauenzimmer kleiden, als wenn die Schenkel gerade unter den Schultern anfingen, sind nur von kurzer Dauer. Immer kömmt man wieder bald auf die erste, auf die Trichterform, zurück. Wie verderbt muß nicht unser

Geschmack seyn, daß es uns gefällt, ein Frauenzimmer, wie eine Wespe in zwei Stücke getheilt zu sehen; daß wir es für eine Schönheit halten, wenn ihr Leib zum Umspannen schmal ist, da inzwischen die Schultern breit sind, die Brüste beinahe bis an das Kinn anschwellen, und der Hinterleib einen großen Raum ausfüllt!

Die vielfache, komplizirte, Kleidung der Europäer bestätigt die Meinung des Abts Barthelemy ganz: daß mit dem Verderben der Menschen sich ihre Kleider vermehrt haben[82]. Unsre kränklichte, verkrüppelte Körper, wodurch wir uns so sehr vor andern Völkern auszeichnen, verdanken wir gewiß größtentheils unsrer Kleidertracht. Warum ist der Körper der Neger so viel vollkommner, als der unsrige? Warum die Brust der Mohren so viel geräumiger, gewölbter, als die des Europäers[83]? Wie einfach kleideten sich unsre Ahnen, und wie stark und gesund waren sie nicht! Julius Cäsar erzählt von ihnen[84], daß sie sich mit Häuten bekleideten, und einen großen Theil ihres Körpers unbedeckt ließen. — Und ihr ganzes langes Knabenalter liefen sie nackt herum[85]. Die heutigen Türken beweisen augenscheinlich, wie sehr die Kleidung auf den Körper wirkt. Sie wissen nichts von der Einwicklung, tragen keine enge Kleider, und haben daher breite Schultern und eine sehr weite Brust. — Die Kleidertracht ist also ein Umstand, der unsre Aufmerksamkeit im hohen Grade verdient; da ein beträchtlicher Theil Menschen an Krankheiten der wiedernatürlich verengten Brust zu Grunde geht. Das schlimmste ist, daß man, um die für schön gehaltene Form sicher zu erhalten, schon die Kinder in Kleider spannt, welche die Glieder in die beliebte Figur verzerren. Ihr ganzer Körper gibt, wie Wachs, jedem Drucke nach, und nimmt also bald für immer die unnatürliche Richtung an, welche man ihm zu geben für gut fand.

Bei einer bei Kindern einzuführenden Kleiderreform muß man vorzüglich darauf Rücksicht nehmen, daß man dem Hange zum Putze, der die Menschen noch unter keinem Himmelsstriche verlassen hat, hinlänglich Spielraum läßt. Gibt man hierauf nicht Acht, so verfehlt man früher oder später seinen Zweck; denn es ist noch kein Volk im Menschengeschlechte gefunden worden, welches nicht durch irgend eine Art von Putz die ihm von der Natur verliehenen Reize zu erhöhen, und sich dadurch liebenswürdiger zu machen suchte. Die elenden kümmerlichen Pescherä's, die der Abschaum der Menschheit seyn sollen, haben Halsbänder von niedlich schimmernden Schneckchen. Und zum Beweise, daß der Trieb sich zu schmücken beim Menschen selbst weit früher da ist, als das Gefühl der Schamhaftigkeit, werfe man nur einen Blick auf die Einwohner von Neuholland. Diese übrigens ganz nackend einhergehenden Wilden durchbohren sich den Nasenknorpel, und knebeln sich einen fast spannenlangen Knochen durch die Oeffnung, (es versteht sich, der Schönheit wegen) der groß genug ist, der Luft den Weg so zu versperren, daß sie nur mit offnem Munde athmen, und mit schnarrender Resonanz sprechen können; malen sich mit rother Ocker, oder auch mit weißen Streifen, die gleichsam wie ein Ordensband über die Schulter, und schräg über den ganzen Leib gehen, auch zuweilen übers Kreuz von andern Streifen durchschnitten werden, und tragen Halsbänder von gereihten Muschelschaalen, Armspangen von kleinen Schnüren, und eine Schnur von Menschenhaaren um den Unterleib. — In Van-Diemens Land hatten einige Weiber einen Lappen des Kangurufells, den sie wie einen Sack um den Hals und um den Leib banden, um ihre Kinder darin auf dem Rücken zu tragen; allein an eine Bedeckung, welche die Schamhaftigkeit nach unsren Begriffen erheischt, war schlechterdings bei ihnen nicht zu denken[86].

Völker, die den sehr weisen Gebrauch eines Feigenblattes einsehen, haben dafür Surrogate, die offenbar mehr als bloße Bedeckung zur Absicht haben. Im südöstlichen Afrika bedient man sich statt dessen eines Katzenschwanzes; die Einwohner von Darien einer Maschine, die einer Lichtputze ähnlich seyn soll, und ein benachbartes amerikanisches Volk eines Kürbis oder großen Schneckenhauses. — Die männlichen Einwohner von Manikolo und den übrigen neuen Hebriden auf der Südsee haben sich einen kolossalischen Apparat hiezu ausgedacht: nemlich eine zylindrische Kapsel von einer solchen Länge und Stärke, daß sie mit Stricken getragen und um den Leib befestigt werden muß. Der Schmuck endlich unsrer Antipoden in Neu-Seeland ist ein hölzerner mit Bindfaden umwickelter Reif, dessen oberer Bogen mit Federbüschen besetzt ist, und in die bekannte Gegend applizirt wird; er dient offenbar nicht zur Bedeckung, sondern zur Parade. — Eine der merkwürdigsten Verschönerungen ist unter den Eleuten im nordischen Archipelagus gebräuchlich. Sie stecken sich nemlich Wallroßzähne durch die Lippen und Backen, um jenen Seeungeheuern gleich zu scheinen. —

Der Hang zum Putze ist also allgemein, fließt aus dem wohlthätigen Triebe zu gefallen, richtet sich daher nach dem Begriffe von Schönheit, welcher vorzüglich bei kultivirten Völkern äußerst veränderlich, und von Zufällen abhängig ist. Der Trieb ist also von der weisen Natur eingepflanzt, und zu allgemein, als daß wir ihn ersticken können, und warum sollten wir auch das? — Alle zu einfache Kleidungsvorschriften, welche der Mutter nicht erlauben, im Kinde zu kokettiren, werden nie eingeführt werden können, werden und können — nie allgemein werden.

Die Toilette des Kindes fängt nun gleich an, so wie es aus dem Bade, unmittelbar nach der Geburt, kömmt. Es muß denn in eine Kleidung gesteckt werden, wobei es ohne irgend einen Theil seines Körpers zu drücken, warm bleibt. In dem Leibe seiner Mutter saß es ja neun Monate krumm, und kam doch gerade zur Welt; warum sollen wir denn die armen Kleinen gleich bei ihrem Eintritte auf die Folter spannen, sie gleich der Bewegung aller ihrer Glieder berauben, und zur Pyramide wickeln[87]? Wer nur einmal zusah, wie froh das Kind zu seyn pflegt, wenn es bei

Umwechslung der Kleider einen Augenblick seine Glieder brauchen darf, der wird sich leicht von der Quaal überzeugen können, in die es durch das Wickeln versetzt wird. Vorzüglich leiden das Athemholen und die Verdauung dabei, und anstatt krumme Beine etc. zu verhüten, ist nichts fähig, sie so leicht zu machen. Das Stöhnen und Stampfen des Kindes, das Versuchen sich seine Lage erträglicher zu machen, ist recht dazu geeignet, seine Glieder aus ihrer natürlichen Form zu bringen. Die wickelnden Nationen (möchte ich sagen) haben die meisten Krüppel. Die alten Einwohner von Peru[88] setzten ihre Kinder in ein Loch, welches sie in die Erde machten, und ihnen bis an die Hälfte ihres Körpers reichte; sie konnten denn ihren Kopf oder ihren Leib bewegen, wie sie wollten, ohne sich wehe zu thun, oder zu fallen.

Bei mehrern Völkern können daher die Kinder schon im sechsten Monate gehen. — Die Natur leidet nicht gern bei Erwachsenen plötzliche Veränderung, also noch weniger beim Neugebohrnen. Er war bis hieher mütterliche Wärme gewohnt, lebte ganz durch seine Mutter; jetzt fängt er seine eigne Haushaltung an; kalte Luft dringt nun in seine Lunge; der Kreislauf des Bluts wird ganz geändert. Man suche ihm also seine Lage dadurch zu erleichtern, daß man ihn an den Uebergang allmählig gewöhne. Die Thiermütter sitzen die ersten Tage nach der Geburt beinahe ununterbrochen auf ihren Jungen, und thun es um so seltener, je weiter sie von dem Tage der Niederkunft abkommen. So muß es mit unsren Neugebornen seyn. Sie müssen die erste Zeit nach ihrer Geburt warm gekleidet, in dem Bette ihrer Mutter liegen, um ihnen den Unterschied der Temperatur so wenig, wie möglich, fühlbar zu machen. — Ein Hemd, das überall weit ist, und auf dem Rücken mit Bändern zugemacht wird, um alle Nadeln zu vermeiden[89], und ein andres über dies, welches von einem Zeuge gemacht ist, der warm hält, und doch nicht schwer ist, mache seinen ganzen Anzug. Dies zweyte Hemd muß lang genug seyn, um seine Füße und seine Finger ganz zu bedecken. Bei Armen und auch bei Reichen (wenn es nicht zu wohlfeil wäre) würde hiezu Flanel sehr gut zu empfehlen seyn. Er ist warm, äußerst nachgiebig und doch leicht. Auf den Kopf des Kindes setze man eine Mütze, die ihn in der gehörigen Temperatur hält, und aus einem Zeuge gemacht ist, der durch seine Elastizität gewissermaßen sitzen bleibt, und also nicht nöthig hat, gestochen oder gebunden zu werden; oder eine Haube, die, wie eine Kaputze an das Hemdchen befestigt ist, und frei zurückgeschlagen werden kann. Die Bänder an den Mützchen, die unter dem Kinne gebunden werden, taugen eben so wenig, als jene, die über die Ohren gehen. Sie drücken die Ohren eben so, und können überdies das Kind erdrosseln, wenn es den Kopf zurücklegen will. Durch sie sind unsre Ohrenmuskeln schon frühe gelähmt; daher können wir unsre Ohren nicht bewegen, was die Wilden so gut können; und eben deswegen ist unser Gehör denn auch weniger scharf.

Nach vier Wochen fängt man an nach und nach den Anzug zu verringern. Man läßt allmählig die Ermel verkürzen. Man entblößt die Füße, Hals und Brust, und macht die Haube kleiner, bis man nach einem Jahre dem Kinde die Kleidung anzieht, die ohne Unterschied des Standes und Geschlechtes alle Kinder wenigstens bis ins zehnte Jahr tragen sollten. Diese Kleidung besteht in einem Hemde, das vorn die ganze Brust offen läßt, keine Ermel hat, und unten nicht über die Knie geht; über dies Hemd kann man ihnen nun noch ein andres anziehen, welches eben so gemacht ist. Es steht der Mutter frei, eine Farbe oder einen Stoff zu wählen, welchen sie will. Es kann von Seide, von Leinwand, aber nur bei sehr starker Kälte im Winter, von Tuch seyn. Die Mutter mag denn Falbeln, Manschetten etc. und was und wo sie will, ansetzen. Es wird das Kind nicht hindern, all den Vortheil zu genießen, welchen ihm diese Kleidung gewährt. Dieser ganze Anzug soll weit genug seyn, um das Kind an keiner Bewegung zu hindern. Die Beine und Füße sollen bloß seyn, und wer sie ja bedecken will, der thue es nur so leicht, als möglich, z. B. mit leinenen Strümpfen und weiten bequemen Schuhen ohne Absätze, die nur mit Riemen oder Bändern zugebunden sind. Auch sey der Kopf unter jeden Umständen ohne alle Bedeckung. Die Theorie, und was weit mehr ist, Erfahrung verspricht uns, durch eine solche Reform — starke und gute Menschen. Man glaube nicht, daß die Kinder durch Erkältung umkommen würden. Locke sagt: „das Entblößen des Gesichts schadet uns nicht: warum können wir die Leiber der Kinder nicht ganz zu Gesicht machen? Die Körper der Neger sind ja Gesicht, und befinden sich wohl!“ Ein Scythe, der gefragt ward, wie doch seine Landsleute unter ihrem frostigen Himmel nackend gehen können, gab zur Antwort: wir sind über und über Angesicht. In Finnland sieht man die Kinder[90] bis in das siebente oder achte Jahr selten anders als im Hemde herumlaufen. Aus der größten Hitze, wie sie in solchen Rauchhäusern ist, laufen die Kinder barfuß ohne Schuhe und Strümpfe in dem Schnee und der strengsten Kälte herum, ohne besondere Empfindung davon zu haben. Die Jugend ging bei den mehrsten Völkern bloß; und bei uns auf dem Lande sehen wir ja noch Kinder bei jeder Witterung halbnackt herumlaufen, und dabei sehr gesund und stark werden. Die alten Römer und die Deutschen gingen mit ganz nackten Armen; dadurch wurde ihre Stärke und Thätigkeit sehr vermehrt. Wahrscheinlich sind aus dieser Ursache die Vorderarme und Schenkel unsrer Frauenzimmer stärker und fester, als im Verhältnisse ihre andere Gliedmaßen. Auch lehrt die Erfahrung, daß es vortheilhaft sey, in jeder Witterung mit unbedecktem Kopfe zu gehen. Julius Cäsar war immer an der Spitze seiner muthigen Legionen mit bloßem Kopfe[91]. Noch gehen die mehrsten Völker der Erde mit unbedecktem Haupte. Herodot erzählt[92], daß man die Häupter der Perser von denen der Egyptier auf dem Schlachtfelde habe unterscheiden können; da erstere die Köpfe bedeckten und sehr warm hielten. Die Hirnschädel der Egyptier waren stärker, fester, und dienten dem, was sie verwahren sollten, zum bessern Behälter. Man konnte sie kaum mit einem großen Steine zerschlagen. Die Hirnschädel der Perser waren so mürbe, daß man sie leicht durchlöchern konnte. Auch (sagt er) sey dieß die Ursache der kahlen Köpfe, deren man bei den Egyptiern sehr wenig sieht. Die Kopfbedeckungen verhindern den freien Zutritt der wohlthätigen Atmosphäre[93], versperren den Ausdünstungen den Weg, und sind zum Theil Schuld an dem Ungeziefer und dem Kopfgrind. Aus dieser Ursache allein sehen oft Kinder, wie Leichen aus, weil sie keine Ruhe haben, und ihnen dabei eine nicht unbeträchtliche Menge Nahrung genommen wird. Uebrigens aber bin ich gar nicht der Meinung, daß man den Kindern (wie jetzt Sitte ist) den Kopf ganz scheren lasse; denn wozu hätte ihnen die Natur da so viel Haare gegeben? Am zuträglichsten wird es seyn, sie mit kurz über den Schultern und vorn über den Augbraunen abgeschnittenen Haaren gehen zu lassen, ohne sie zu schmieren, zu pudern, oder nach einer andern Richtung, als sie selbst nehmen, zwingen zu wollen. Das einzige, was man dabei zu thun hat, ist, daß man sie täglich auskämmen läßt, damit sie sich nicht verwirren.

Ganz vorzüglich aber rathe ich, die Knaben nicht frühe Hosen anziehen zu lassen. Herr Hofrath Faust hat es bewiesen, an wie viel Uebel dies Kleidungsstück, vorzüglich bei der Jugend, Schuld ist[94]. Der Schöpfer legte die Hoden bei uns außerhalb den Körper, um sie kühl zu erhalten, und durch die Hosen bringen wir sie aus der Verbindung mit der Luft und in ein Dampfbad. Sie sind eine Hauptursache des Uebels, welches den physischen und moralischen Werth unsrer Generation so sehr herabsetzt; ich meine: der Onanie. Sie sind mit Schuld daran, daß es unter den Männern so viel Leistenbrüche gibt. Man rechnet in Deutschland zweimal hundert tausend Mannspersonen, die gebrochen sind. —

Der Bergschotte ist auf einer großen Strecke der Erde der einzige, der noch jetzt keine Hosen trägt, und wie sehr zeichnet er sich nicht in jeder Hinsicht vor seinen behosten fernen und nahen Nachbarn aus? Sein Körper ist stark und gesund; er läuft mit einem Pferde um die Wette, und ist unermüdlich in allen Beschwerlichkeiten. Sechzigjährige Bergschotten springen noch über Hecken, wie Rehe. Er ist standhaft, muthig, sittsam, keusch und frohen Muthes. In Deutschland scheint ein Volk, zum Theil, dasselbe zu beweisen. Die Altenburgischen Bauren in Sachsen tragen sehr weite Hosen, und zeichnen sich auch durch Größe, Schönheit, Regelmäßigkeit, und Festigkeit ihres Körpers, ihres Knochen- und Gliederbaues nicht nur aus, sondern auch durch ihre Sitten und Gebräuche[95].

Es kann seyn, daß es hier und da jemand gibt, der den Vorschlag, den Knaben erst so spät Hosen zu geben, lächerlich findet: allein ich glaube, dies beweist nichts, als — daß Helvetius Recht habe, da er sagt: „jede Idee, welche unsrer Art zu sehen und zu empfinden fremd ist, dünkt uns immer lächerlich. Wir schätzen nur immer die den unsern ähnlichen Ideen, weil wir in der Nothwendigkeit sind, nur uns in den andren zu schätzen."

Aber noch ein andrer Hauptumstand, den man noch nicht lange zu discutiren angefangen hat, macht es sehr wahrscheinlich, daß eine solche oder doch ähnliche Kleiderreform höchstzweckmäßig und für die Restauration der menschlichen Natur wesentlich sey; daß auch der Nachtheil unsrer gewöhnlichen Kleider sich auf weit mehr erstrecke, als auf verhinderte Ausdünstung, Druck der Glieder u. s. w. Es scheint nämlich, daß auf der Oberfläche unsrer Haut die Natur einen ähnlichen Prozeß anstelle, wie in den Lungen; daß auf der Oberfläche unsres Körpers, wie in der Brust, Wärme erzeugt werde. Sollte dies wirklich der Fall seyn, so ist es klar, daß unsre Kleider ein großes Hinderniß für die Operation sind. Zwischen Fell und Hemd (sagt ganz richtig der unvergeßliche Lichtenberg[96]) muß sehr bald eine Luft entstehen, die für den Prozeß nicht mehr taugt. Die Erstickung muß ihren Anfang nehmen zwischen Fell und Hemd; indessen bei uns Gesicht und Hände noch zu athmen fortfahren. Daraus folgt, daß, wenn es uns in Kleidern friert, es uns deswegen noch nicht nackend frieren müsse; weil der Wärme Erzeugungs-Prozeß nun nicht auf einer so großen Oberfläche des Körpers gehemmt ist. Und wirklich wenn man sich z. B. in einem Zimmer auskleidet, das bis zu dem Grade kalt ist, daß man sich die Hände zu reiben anfängt; so nimmt, wenn man ausgekleidet ist, die Kälte gar nicht in dem Verhältnisse zu, als man es erwarten sollte.

Doch ist allerdings diese Sache noch nicht ganz erwiesen. Prießley, Fontana, und noch vor kurzem Fourcroy[97] behaupten, daß keine gasförmige Flüßigkeit durch die Haut entwiche. Andre versichern, das entweichende Gas sey nur Stickgas, wie z. B. Ingenhouß, und jetzt neuerlich Trousset[98]. Mir ist jedoch, gestützt auf einige Versuche, die hier nicht am rechten Orte stehen würden, die Meinung am wahrscheinlichsten, daß das Geschäft der Haut einige Analogie mit dem der Lungen habe.

Auf alle Fälle will ich indessen durch das Gesagte dem Nackendgehen keine Apologie schreiben. Ich sehe sehr gut, in mehrern Rücksichten, für uns (wie wir jetzt sind) den klugen Gebrauch des Feigenblattes ein; aber ich sehe auch, daß wir gewiß nicht ungestraft die Operation, welche die Natur auf unsrer ganzen Oberfläche anstellen will, unterdrücken dürfen.

Manchem mag es vielleicht bei der vorgeschlagenen Kleidertracht anstößig seyn; daß in dem Anzuge der Knaben und Mädchen kein Unterschied seyn soll. Aber Kinder sind ja im Grunde ohne Geschlecht[99]!

Der ehrwürdige Character der Kinder ist Unschuld, Arglosigkeit, Einfalt und Unwissenheit. Geschlecht, und Geschlechtsempfindungen liegen todt in den Kindern, und noch vielweniger wissen sie von einem Unterschiede der Geschlechter; warum macht man nun durch eine ganz wesentlich verschiedne Kleidung der Knaben und Mädchen, die Kinder aufmerksam auf den Unterschied der Geschlechter? Man macht sie nicht allein aufmerksam darauf, sondern theilt ihnen auch wirklich einen mehr, oder weniger dunkeln Begriff davon mit, und raubt ihnen dadurch ihre heilige Unwissenheit, die Frieden und Glück über ihre Kindheit verbreitete.

Vom Baden.

Das Baden ist ein bemerkenswerther Theil der physischen Erziehung. In meinem Vaterlande ist das Publikum noch gar nicht dafür; vorzüglich fürchtet man davon Erkältung. Wie ängstlicher man für die Gesundheit des Kindes bei uns ist, desto übertriebener sucht man es beständig warm zu halten; und wird das Kind vollends krank, denn erstickt man es fast in Betten. — Es gibt noch sorgsame Väter genug, die, wenn es regnet, oder nur ein wenig kalt ist, kaum ihren Knaben erlauben, ohne Hut vor die Thüre zu gehen, und durch solche übertriebene Sorgfalt ihren Kleinen (da es doch unmöglich ist, sich für jeden rauhen Wind in dieser Welt zu hüten) in der Zukunft Gicht, Rheumatismen u. s. w. über den Hals ziehen. — Aber von der andern Seite ist es auch unverzeihlich; wenn man will, daß die Kinder alle Tage kalt baden sollen. Daß das kalte Baden gleich nach der Geburt schlechterdings nicht Statt haben darf, davon habe ich meine Gründe oben gesagt; aber auch späterhin darf das kalte Bad nicht unbedingt, und bei Kindern selten oder nie gebraucht werden. „Kalte Bäder (sagt Marcard) sind ein Arzneimittel, das große Kräfte besitzt;“ und keine wirksame Arznei kann allenthalben passen!

Wir gingen im Stande der Natur nackend, wir acquirirten höchst wahrscheinlich unsere Kleider durch Eitelkeit. So wie sich noch mehrere Völkerschaften bemahlen, so künstelten auch vermuthlich die Europäer zuerst mancherlei an ihren Körper, um sich zu verschönern; die Kälte hatte gewiß keinen Antheil daran. In Novazembla z. B. geht man nach Addison noch nackend. Da wir aber nicht mehr in dem natürlichen Zustande sind, da jetzt unsere Haut verwöhnt, mit der Luft gar nicht mehr familiarisirt ist, in einem beständigen Dampfbade sich befindet, und mit mehr oder weniger Schmutz bekleidet ist; so ist es allerdings wichtig, diese wieder in ihren ursprünglichen Zustand zurück zu bringen. — Wenn man also dem Kinde die Haut stärkt, so erhält es dadurch ein großes, in der jetzigen Generation fast verlornes Gut. Es wird nicht nur von vielen Hautkrankheiten frei seyn, sondern auch die nicht zu vermeidenden, als Blattern, Masern weit besser und leichter überstehen. Aber das vermag das kalte Bad nicht.

Zu den Beispielen, die Marcard[100] erzählt, daß bei solchen Kindern die Blattern schwer hervorbrechen, kann ich eins als Augenzeuge hinzusetzen. Vor einigen Jahren sah ich den sechsjährigen Sohn eines gelehrten Engländers. Der Knabe hatte von der Geburt an täglich kalt gebadet, er war stark, hatte aber eine spröde Haut. Er wurde von den natürlichen Blattern befallen. Der Ausbruch war fürchterlich; heftige Konvulsionen bekam das Kind; dann kamen hier und da einzelne Blattern zum Vorschein, und dabei nahmen Fieber, Angst, Irrereden immer zu. Erst zu Ende des fünften Tags fingen die Blattern an durchzubrechen.

Um also unsre systematisch durch Konvenienz geschwächte Haut in den Zustand zu setzen, worin sie eigentlich seyn muß, ist das tägliche kalte Bad keineswegs zu empfehlen; wir verfallen dadurch ins entgegengesetzte Extrem: wir bezwecken, Leben und Thätigkeit in alle, auch die entferntesten Organe, und überhaupt Harmonie ins Ganze zu verbreiten, das bei dem Kinde so wichtige Geschäft der Entwicklung und Ausbildung der Organe und Kräfte zu reguliren, und für die gleichförmige Vertheilung des letztern zu sorgen; aber durch das kalte Bad thun wir gerade das Gegentheil. — Kalte Bäder vermindern die Stärke der Erregung des Organismus, besonders in den zunächst affizirten Gebilden, und zwar um so mehr, je kälter sie sind, und auf je schwächere Energie innerer Thätigkeit sie wirken. — Das wußte schon Galen, daß dem wachsenden Körper das kalte Baden nicht zuträglich sey; denn er sagt, man solle junge Leute zwischen dem vierzehnten und ein und zwanzigsten Jahre noch nicht kalt baden. Aus denselben Gründen kann ich auch nicht das tägliche Waschen der Kinder mit kaltem Wasser empfehlen; dazu kömmt noch, daß, wenn das Waschen nicht schnell geschieht, die Kälte größer hiebei wird, als im kalten Bad, weil das Wasser Zeit zum Verdünsten behält.

Mein Vorschlag ist daher (wie ich glaube) der Natur gemäß, wenn ich rathe, die Kinder täglich, wenigstens zwei Stunden — das Luftbad brauchen zu lassen. Die bequemste Zeit würde vor dem Ankleiden, und Abends nach dem Auskleiden sehn. Man soll die Kinder bloß mit einem weiten, offnen und ganz kurzen Hemde ohne Strümpfe u. s. w. herumlaufen lassen. Ohne Hemde würde es noch besser seyn; allein ich wage es nicht, dies zu rathen, weil ich nicht wünsche, mit den Theologen in Kollision zu kommen, die bekanntlich die Blößen gern decken. Die Kinder werden dadurch die Abwechslung der Temperatur der Atmosphäre gewohnt, und sie genießen in vollen Zügen den wohlthätigen bis auf unsre Zeiten ganz unbekannten Einfluß der Luft auf ihren Körper. Unter andern stimmt auch der große Franklin sehr für das Luftbad[101], und das ist allerdings ein Umstand, der dem Gesagten nicht wenig Gewicht giebt; denn die flüchtigsten Ideen eines solchen Mannes verdienen schon Respect.

Da aber die Kinder doch mehrere Stunden nun einmal gekleidet seyn müssen, und die Kleidung immer drückt, mehr oder weniger die Atmosphäre von der Haut abhält, sie verwöhnt und schmutzig macht, verkleistert; so sollen die Kinder wenigstens zweimal die Woche im Wasser baden; aber nicht kalt, sondern lauwarm, d. h. solche Bäder brauchen, die also nie unter 85 Grade haben. — Diese werden vortrefflich stärken, und nicht die

Nachtheile haben, die das kalte Bad auf die Gesundheit der Kinder haben muß; sie werden gewißermaßen wieder gut machen, was die Kleider die Woche hindurch verderben. Bei dieser Methode wird das Kind stark und flink, denn seine Glieder werden gleichförmig genährt und ausgebildet: Leibs- und Seelenkräfte werden sich regelmäßiger entwickeln: alles nimmt einen naturgemäßen successiven Gang. Sein Körper wird allen Abwechslungen der Witterung trotzen; und daher werden Katharren, Rheumatismen, Hautkrankheiten u. s. w. weit weniger ihm auf seinem Wege durch das Leben die Reihe der Unannehmlichkeiten vergrößern. Wird es davon befallen, so wird es weit weniger daran leiden; und daß das sehr viel gewonnen ist, davon kann man sich überzeugen, wenn man nur hiebei an die Blattern und Masern denkt. — Ein solches Kind wird munter und lustig seyn; sein Gang aus Gefühl von Wohlseyn, von Kraft und Muth, wie bei den kleinen muntern Negern, immer eine Art von Tanz seyn, die, wenn sie nur etliche Schritte von einer Stelle zur andern gehn, wenigstens ein paar Sprünge machen; während daß unsre Treibhauspuppen alle Augenblicke Schnupfen und Katharren haben, und wie personifizirte Schlafkappen herumschleichen.

Endlich erhält ein an das Baden gewohntes Kind ein solches Gefühl für Reinlichkeit, wovon die meisten Menschen keine Idee haben. So wie ein gewöhnlich erzogener Mensch nicht ausgehen kann, ohne Gesicht und Hände gewaschen zu haben; so kann ein solches Kind unmöglich acht Tage ohne Bad seyn. Diesen Sinn, der für die Gesellschaft, wie für das Individuum, so vortheilhaft ist, kennen unsre galanten Damen und zuckersüße Herrchen nicht; diese sind gewöhnlich am Leibe um so schmutziger, jemehr sie Sorgfalt auf ihre äußere Toilette verwenden. — Und was muß das alles für einen wohlthätigen Einfluß auf die sittliche Erziehung haben! Denn Tristram Shandy's Einfall, den Körper des Menschen und seine Seele mit einem Wamms und seinem Futter zu vergleichen, ist wahrlich sehr passend. „Verrumpft ihr das eine; (sagt er) so verrumpft ihr das andre." Auch bemerkt Rumford ganz richtig: Tugend wohnt nie lange in Schmutz und Unsauberkeit. Der Einfluß der Reinlichkeit auf den Menschen ist so groß, daß er sich auch auf seinen sittlichen Character erstreckt. Vernunftlose Thiere lernen Reinlichkeit vom Naturtriebe. Kann es nun wohl einen stärkern Beweis geben, daß sie zu ihrem Wohlseyn wesentlich nothwendig ist?

Die meisten liederlichen Leute sind schmutzig und unordentlich. Die guten Wirkungen der Reinlichkeit, oder vielmehr die übeln Folgen der Unsauberkeit und des Schmutzes erklärt Rumford vortrefflich. Unser Körper (sagt er) ist im beständigen Kriege mit allem, was ihm zur Last fällt; und alles wird ihm lästig, was ihm anklebt und ihn reizt. — Und ob wir gleich durch lange Gewohnheit ein physisches Uebel ertragen lernen, daß wir dagegen ganz unempfindlich werden; so gestattet es doch dem Gemüthe keine daurende Ruhe. Es bleibt immer ein gewisses Mißvergnügen und Mißbehagen, eine Unentschlossenheit und ein Widerwille gegen alle ernsthafte Beschäftigung, welcher deutlich genug zeigt, daß das Gemüth nicht ruhig ist.

Auch Garve sagt, Reinlichkeit ist der erste Schritt zur Moralität[102]; es sey nun, daß dieselbe mit der Scham und der Ehrliebe, oder daß sie mit der Verfeinerung der sinnlichen Empfindung verbunden ist.

Aber wie lange, und wie soll man ein Kind baden? Nach den ersten zwei Monaten bringe man die Kinder ein paarmal die Woche in ein Bad, und zwar immer nur auf kurze Zeit, anfangs nur auf einige Minuten; reibe es während der Zeit fast ununterbrochen über den ganzen Leib, und trockne es denn schnell und mit warmen Tüchern ab. Nach und nach verlängere man die Zeit im Bade, so daß das Kind zu Ende des ersten Jahres eine ganze Viertelstunde darin seyn kann. — Man reize sie dabei unter allerhand Scherzen, wozu sie so aufgelegt sind, zur häufigen Bewegung.

Erst nach sechs — acht Wochen, nachdem man das Kind allmählig mit der Luft zu familiarisiren sucht, fängt man auch das Bad mit der atmosphärischen Luft an. Zuerst läßt man es nur eine halbe Viertelstunde in einem etwas erwärmten Zimmer brauchen, steigt nach der Stärke und Constitution des Kindes, u. s. w. und macht dabei, daß das Kind in steter Bewegung ist.

Aus dem Gesagten wird nun nicht schwer zu beweisen seyn, daß auch die Taufe mit kaltem Wasser der Gesundheit des Kindes nicht zuträglich seyn kann. Der Kopf des Kindes ist im Verhältnisse zum ganzen Körper der beträchtlichste Theil, er ist wegen Unvollkommenheit der Hirnschale wenig gegen die Wirkungen äusserlicher Gegenstände gesichert, und da nun auch Erkältung jedes Theils beim Neugebornen so sehr nachteilig ist; so ist es wohl klar, daß die Erkältung des Kopfes manchem Kinde das Leben kosten mag. Nach Erkältung anderer Theile des Körpers, wenn man sie gleich nach der Geburt erkältet, entstehen oft Krämpfe, Zuckungen, Erstarrungen, krampfhafter Husten, Augen-Hals-Brustentzündungen, Schluchsen, Erbrechen, Durchfälle mit Koliken, Gelbsucht, u. s. w. Silvius Anhorn erwähnt eines neugebornen Kindes, das mit den Füßen in kaltes Wasser getaucht, und darauf mit einer vollkommnen Gelbsucht befallen wurde, die den Tod nach sich gezogen hat. Hippocrates und Galen sagen schon, daß viele Kinder von heftigen Convulsionen bei einer feuchten und kalten Witterung angegriffen würden. In den französischen Besitzungen[103], wo die Hitze groß, aber nicht so heftig als in Senegal ist, müssen die Kinder der Neger die ersten neun Tage nach der Geburt in wohlverschlossenen und eingeheizten Stuben gehalten werden; unterläßt man dieses und setzt sie gleich nach der Geburt der Luft aus, so bekommen sie den Kinnbackenzwang, der sie verhindert, Nahrung zu sich zu nehmen und den Tod verursacht.

Obschon aber eine solche Empfindlichkeit bei den Kindern unsres mäßigen Erdstrichs nicht Statt hat; so kann man sich doch leicht vorstellen, was für Folgen daraus entstehen können, wenn man einem so eben aus dem mütterlichen Schooße gekommenem Kinde einen guten Theil kalten Wassers gähe auf den Scheitel gießt. Wie ziehen sich nicht alle Theile zusammen, wenn wir Erwachsene uns mit entblößtem Leibe in ein kaltes Bad begeben! Zimmermann[104] sagt: „Es ist in Malabar nichts seltenes, Leute mit gelähmten Gliedmaßen aufstehen zu sehen, die des Abends an einem der Nachtluft ausgesetzten Orte schlafen gingen." In Südcarolina entsteht im heißen Sommer ein fürchterlicher, den Kopf rückwärts ziehender tödtlicher Krampf, wenn nach starker Hitze ein kalter Regen einfällt[105]. Mauriceau und Brouzet sahen Kinder, die mit kaltem Wasser getauft waren, aus dieser Ursache sterben. — Vielleicht trug dies mit dazu bei, daß ehemals, als das Taufen außer der Kirche ganz ungewöhnlich war, viele Kinder in meinem Vaterlande durch die Mundklemme weggerafft wurden; ich kenne Mütter, denen von 7 Kindern 2 an dieser Krankheit starben, sie trat auch immer fast in den ersten Tagen des Lebens ein, so daß die Weiber nicht mehr in dieser Hinsicht für das Leben ihres Kindes besorgt waren, wenn es neun Tage überlebt hatte.

Es wäre also sehr zu wünschen, daß man alle Kinder in den Häusern taufte, und dazu das Wasser, auch im Sommer, lauwarm machte. Besonders muß das Taufen in den kalten Kirchen auf dem Lande sehr nachtheilig seyn; da man oft gezwungen ist, die Kinder Stunden weit nach der Kirche zu schicken. Daher gab auch schon der letztverstorbene weise, als Fürst, als Bischof, und als Mensch so verehrungswürdige Fürst von Würzburg im Jahre 1790 den Befehl, daß seine Geistlichkeit im Winter die Kinder ohne Rücksicht des Standes im Hause taufen sollte, wenn es die Eltern verlangten.

Von den Blattern.

Bei dem Einfalle der Sarazenen in Spanien, im Anfange des siebenten Jahrhunderts, haben die Blattern wahrscheinlich unsern Welttheil zuerst heimgesucht. Eine traurige Erfahrung von zehen Jahrhunderten hat es nun bewährt, daß alle Menschen in ihrem Leben einmal von dieser Krankheit befallen werden! Die wenigen, welche sie verschont, sind nur Ausnahmen, und zwar sehr seltene Ausnahmen von der Regel. Die schrecklichste Pest hat zu keiner Zeit größere Verheerungen angerichtet, als diese Krankheit. Sie hat sich mit fortreißender Geschwindigkeit von Familie zu Familie verbreitet, von Völkerschaft zu Völkerschaft, und fast ganze Nationen aufgerieben.

Unter zehen, die von den natürlichen Blattern befallen werden, stirbt gewöhnlich in Europa einer. Die Todtenlisten der Stadt London zeigen, daß daselbst in 67 Jahren an den Blattern 113861 Menschen gestorben sind, die nicht einmal mitgerechnet, welche durch diese Krankheit ungestaltet, blind, krüppelhaft etc. wurden, und an den langsamen Folgen starben. Die gänzliche Ausrottung der Blattern, wie sie schon Medicus und andere beabsichtigten, und Scuderi, Lenz, Salzmann, Junker, Faust etc. empfahlen, war in der Ausübung einer Menge von Schwierigkeiten unterworfen.

Aber Dank, dreimal Dank dir, edler Jenner! — die Pocken sind jetzt ausgerottet; alle Gefahr ist nun vorüber. — Als wenn das jüngst verflossene Jahrhundert uns einigermaßen für so manches Unheil hätte entschädigen wollen, was es über die Menschheit angerichtet hat, daß es uns vor seinem Hinscheiden diese Entdeckung zurückließ! Wie zufrieden, wie heiter muß der glückliche Mann aus diesem Leben hinübertreten, der dem Menschengeschlechte dies unschätzbare Vermächtnis in Händen läßt, und dadurch nicht bloß der lebenden Generation, sondern auch aller zukünftigen Wohlthäter in gleichem Maße ist!

Die Kuhpocken sind es, durch die wir in Stand gesetzt sind, uns vor dieser entsetzlichen Plage (den Kinderblattern) ganz zu schützen. — Den Streit, den einige Aerzte gegen die entschiedenste Majorität darüber führten, kann man, als durchaus geschlossen ansehen. Die Liebe zu Paradoxien, und die Lust sich durch Widerspruch auszuzeichnen, scheinen offenbar den größten Antheil hieran gehabt zu haben. —

Die Erfahrungen, die man über die Kuhpocken angestellt hat, sind wirklich zahllos. Sie wurden unter jedem Himmelsstriche, und in den verschiedensten Verhältnissen beobachtet, und überall entsprach der Erfolg auf das Vollkommenste der Erwartung. — Mir wird es mein ganzes Leben hindurch eine der süßesten Rückerinnerungen seyn, die Kuhpockenimpfung in meiner Vaterstadt, und der umliegenden Gegend zuerst eingeführt zu haben!

Unter den Einwürfen gegen die Vaccination, mit denen man das meiste Aufsehen zu machen suchte, gehört der: „Die Erfahrungen sind noch zu jung, man muß erst sehen, auf wie lange die Kuhpocken vor den Menschenblattern schützen.“ Dieser Einwurf beruht offenbar auf Unkunde der Geschichte der Vaccine. Man darf nur die erste Schrift von Jenner[106] gelesen haben, um zu wissen, daß man Beispiele hat, wo die vor 31, sogar vor 53 Jahren gehabte Kuhpocken durchaus vor den Menschenblattern schützen. Man kennt jetzt auch vollkommen die ächten Kuhpocken vor den falschen, und ist daher vor aller möglichen (hier sehr gefährlichen) Täuschung ganz gesichert. Glücklicher Weise hat sich das, was de Carro früher beobachtet zu haben glaubte, nicht bestätigt, daß nämlich bei solchen, die die Kinderblattern schon gehabt haben, nach der Vaccination der Verlauf eben so, wie bei jenen sey, die die Blattern nicht vorher gehabt haben, daß aber der aus den Pusteln der erstern genommene Kuhpockenstoff seine schützende Kraft ganz verloren habe. Wäre dies wirklich der Fall; so wäre die Kuhpockenimpfung mancherlei Schwierigkeiten unterworfen, welche ich in den allg. med. Annalen bezeichnete, und worauf ich das ärztliche Publikum schon zum Voraus aufmerksam zu machen suchte, auf den Fall sich das, was Hr. de Carro gesehen zu haben glaubte, bestätigen würde; doch späterhin berichtigte de Carro diese Beobachtung selbst, und alle Besorgniß ist nun verschwunden, indem es zuverlässig ist, daß bei denen, die die natürlichen Blattern vor der Vaccination hatten, offenbar nur falsche Kuhpocken entstehen. — Nun auf einmal hintennach gibt sich Hr. D. Müller in Plauen die unnöthige Mühe zu behaupten, (ebenfalls in den allg. med. Annal.) meine Besorgniß sey ungegründet, denn der Verlauf sey in den beiden Fällen offenbar ganz verschieden. — Da hat er ganz Recht, das wissen jetzt alle Aerzte, und ich auch; aber damals wußte man es nicht. Und es war um so mehr zu fürchten, daß Hr. de Carro sich nicht geirrt habe; da er sich als einen sehr genauen Beobachter bekannt gemacht hatte, und durch seine Verdienste um die Kuhpockenimpfung in dieser Sache weit mehr Gewicht hatte, als z. B. — der Hr. D. Müller in Plauen, der, wie es scheint, durch unzeitigen Eifer, das nicht ganz liest, was er zu widerlegen gedenkt.

Alle Versuche und Gegenversuche, die man bei der Kuhpockenimpfung anstellte, geben folgende ganz genügende Resultate:

1) Die Kuhpocken schützen vor den Kinderblattern.

2) Die Operation ist einfach, erfordert von Seiten des Operateurs nicht einmal Geschicklichkeit.

3) Die Kuhpockenkrankheit ist nie mit Gefahr verbunden, und hat nie Verunstaltung, oder irgend eine Krankheit zur Folge.

4) Man kann sie ohne Gefahr in jedem Alter und unter allen Umständen des Lebens einimpfen.

5) Der Ausbruch schränkt sich bloß auf die Impfstelle ein. Ausnahmen von dieser Regel sind äußerst selten, und geschieht es; so ist der Ausschlag durchaus nicht gefährlich, und die Anzahl der Pusteln an den von der Insertion entfernten Stellen nicht groß.

Der Wunsch der Menschenfreunde ist also in dieser Hinsicht vollkommen befriedigt, und wir haben daher jetzt nichts angelegentlicheres zu thun, als jedes neugeborne Kind, so lange die Menschenblattern nicht von der Erde ausgerottet sind, baldmöglichst zu vacciniren. — Man sollte also nicht länger, als höchstens zwei Monate nach der Geburt damit warten; und sind die natürlichen Blattern in der Nähe: denn muß man die Impfung schon in den ersten Tagen des Lebens vornehmen[107].

Von dem Unterricht der Jugend.

In der ersten Zeit unsres Lebens, wo wir anfangen unsre Existenz zu fühlen; wo uns die Natur ganz empfänglich für Freude und Vergnügen macht, wo unser größtes Unglück durch eine Thräne weggewischt wird; da müssen wir auf das Verzicht leisten, was eigentlich die Natur so tief in alle junge Thiere legt, nämlich — Munterkeit und Fröhlichkeit.

Unsre Jugend ist wirklich sehr hart. Da sitzt denn der arme kleine Knabe den lieben langen Tag hingeschmiedet, wie an einer Galeere, beinahe ununterbrochen in einer vorwärts gebeugten Stellung, und jeden Augenblick abhängig von der despotischen Laune seines mürrischen Ludimagisters; da sitzt er, und lernt Zeug, — was er durchaus wieder vergessen muß, wenn er gescheid werden will. —

Wie flach und unangemessen den Verhältnissen der Einzelnen ist der religiöse Unterricht, den wir in der Jugend bekommen! Wie so ganz schränkt sich die Bildung, die wir von dieser Seite in unsern frühern Jahren erhalten, auf das Verständniß und die Annahme einiger dürftigen Demonstrazionen und Erklärungen ein! Man fordert nicht, wie es geschehen sollte, unserm Herzen die Religion ab; nein, man übergibt sie unserm Gedächtnisse, welches sie gewöhnlich mit einer nicht viel andern Stimmung aufnimmt, als die Namen der Könige längst verloschener Reiche, und die Jahrzahlen ihrer Regierung.

Aber mit vieler Feierlichkeit bläut man es ihm ein, daß die Römer eine Thüre *Janua*, und ein Haus *Domus* nannten —, und das sind denn auch die magischen Künste alle, in die er mit so vieler Aufopferung und so vieler Feierlichkeit eingeweiht wird. Behauptet zuweilen die Natur in dem muntren Jungen ihre Rechte, neckt er einmal seinen Nachbarn, oder lacht er, weil er etwas lächerlich findet; so fühlt er bald Centner schwer den Scepter seines finstern Schulmonarchen. — Schon früh schärft man es den Kindern ein, daß laut aus vollem Halse lachen — das Kennzeichen eines rohen, ungeschliffenen Menschen sey. Der Weise (sagt man) lächelt nur; aber wehe den Gelehrten, wie unendlich theuer erkaufen sie ihr bischen Weisheit, wenn ihnen der Becher der Freude, der doch ohnedies für uns sehr sparsam gefüllt ist, so gemischt wird, daß ihr Herz auch die wenigen zu fühlen, nicht mehr empfänglich genug ist. Dann hat wirklich Rousseau nicht ganz Unrecht, daß er den Menschenfreund am Oronokostrom lobt, der zuerst die Bretter erfunden hat, zwischen denen man den Kindern den Kopf lang, und flach klemmt, und sie dadurch vor dem gefährlichen Wachsthum des Geistes verwahrt. Gerade dann, wenn die Natur will, daß das Kind nichts als scherzen und springen soll, zwingt man es zum peinlichsten Ernste, und verhindert so seine physische Ausbildung, und daher auch seine moralische für die ganze Zukunft.

Ohne es zu übertreiben, was hat das Kind denn wohl gelernt, wenn es 11, 12 Jahre alt ist? Außer Lesen und Schreiben (und das zwar meistens noch elend genug) hat es ein Stück Katechismus — im Kopfe, und nicht im Herzen. Sachen, die man ihm später ganz bequem in einem viertel Jahre beibringen kann, darüber sitzt es vielleicht sechs, acht Jahre in der schrecklichsten Sklaverei zum offenbaren Nachtheil seiner Laune und Gesundheit. Bei den Thieren weiß es der Mensch, daß er sie nicht zu frühe anspannen darf. Er läßt das Pferd nicht eher reiten, den Esel nicht eher tragen, bis sein Körper die gehörige Stärke hat; aber sein Sohn, der soll schon mit 4–5 Jahren ein Gelehrter seyn.

Wahre Papageienarbeit! So werden sie auch gerade abgerichtet. Wie kann der denken, dessen Denkmaschine noch nicht in Ordnung ist? Das Denken, wenn das Kind dazu gezwungen wird, thut seinem Gehirne den Dienst, den der Sack dem jungen Esel thut. Wie kann der Knabe (vorzüglich nach der gewöhnlichen Art zu unterrichten) Mathematik fassen, was faßt er von der Seelenlehre? Ich kenne Schulen, wo man die Kinder von 6 Jahren das lehrt, und ihnen Geographie, Heraldik und Numismatik etc. etc. in den Kauf gibt. — Wohl dem Jünglinge, der keine sogenannte gelehrte Erziehung genoß; der nicht schon in der Jugend, wie ein Mann behandelt, und — denn ein Kind in seinen männlichen Jahren wird; dessen Geist, nicht zu frühe angestrengt, alle die Energie behält, durch die er als Mann wirken kann!

Außer der unmittelbaren schädlichen Wirkung, die das zu frühe Anspannen auf das Gehirn hat, schadet schon dem Kinde das bloße Sitzen sehr am Wachsthum. Seine Brust wird durch das Ueberliegen verengt, und gibt dadurch zu Lungenkrankheiten Anlaß. Der Rückgrad wird verdreht, der Bauch zusammen gezogen, und wirkt daher sehr nachtheilig auf den Magen, und die übrigen Verdauungswerkzeuge. Erwachsene, die bei dem gänzlichen Mangel der Leibesübung immer lesen und schreiben, verlieren die Eßlust, haben Blähungen, bald Verstopfung, bald Bauchflüsse und mannichfaltige sogenannte Nervenzufälle; sie verlieren den Schlaf, und die Empfänglichkeit für das Vergnügen, sinken in tausend nagende Leidenschaften, und endlich überfällt sie die gefährlichste Feindinn des Lebens — die Schwermuth. Wie vielmehr muß das der Fall bei Kindern seyn, deren thierische Oekonomie schlechterdings stete Bewegung erfordert! Dazu kömmt noch, daß Arbeiten des Geistes vollends denn ermattend werden, wenn man sich ihnen (wie es der Fall in diesem Alter ist) mit Mißvergnügen unterzieht; Kinder, die natürlicher erzogen werden — sind daher im Gegentheil so gesund, so schön, und so glücklich[108]. —

Aber was soll man mit den Kindern in dem Alter machen, wo man sie gewöhnlich in die Schule schickt? Man soll sie unter Aufsicht herumspringen lassen, ihre Munterkeit und ihren fröhlichen Sinn nicht unterdrücken, und so ihrem Körper und ihrer Seele Zeit lassen, sich zu bilden[109]. Die Eltern schicken oft ihre Kinder frühe in die Schule, um sie aus dem Hause in Sicherheit zu wissen, bloß der Gemächlichkeit wegen; aber um den Eltern die Aufsicht über ihre Kinder zu erleichtern, sollen sie nicht eingesperrt werden; das kann und darf der Staat nicht erlauben.

Vor dem siebenten Jahre soll kein Kind in die Schule gehen[110]. Es soll bis dahin der Bewegung in freier Luft, dieser wesentlichen Bedingung zu seinem Wachsthum und seiner Gesundheit nicht beraubt seyn. Es soll dadurch stärker und gesünder, und daher auch empfänglicher für jeden wissenschaftlichen Eindruck werden. — Wenn es sieben Jahre alt ist; denn kann es anfangen auf eine spielende Art, die seinem Ideengange und seinen Geisteskräften angemessen ist, sich zu bilden. — Nie soll es über zwei Stunden des Tags in der Schule seyn. Sehr zweckmäßig würde es seyn, wenn man immer nur zur selbigen Stunde Kinder von den nämlichen Fähigkeiten und Kenntnissen vornähme. Man kann sie denn alle zu gleicher Zeit beschäftigen. Die Kinder haben denn nicht lange Weile, und ihre Aufmerksamkeit ist immer rege; bei der gewöhnlichen Art des Unterrichts wird ein Kind nach dem andern vorgenommen, und also doch bei dem langen Aufenthalt in der Schule nur eine viertel Stunde unterrichtet.

Der größte oder vielmehr der wahre Theil des Unterrichts soll ihnen eigentlich auf Spaziergängen und im gesellschaftlichen Umgange ertheilt werden. Der Lehrer soll ihnen da von allen Zweigen der Naturkunde historische Kenntnisse beibringen: sie werden denn eben so aufmerksam wie bei den Mährchen seyn, die sie so hungrig verschlingen; weil man ihre Neugierde mit nichts vernünftigem zu stillen sucht. — Man mache sie aufmerksam auf den gestirnten Himmel, auf die Meteore, auf die organische, und sogenannte unorganische Schöpfung, und man hat denn wahrlich mehr gethan, als wenn man die ganze Schule hätte Fracturschreiben und den ganzen Katechismus memoriren gelehrt. — Kopf und Herz ist denn in gleichem Grade bereichert worden. —

Alles Studium der Natur, wenn es der Würde unsres Geistes gemäß, und nicht zur Prahlerey (um allenfalls in einer Gesellschaft den Namen von bunten Thieren und Steinen hersagen zu können) getrieben wird, führt ja unvermerkt zum großen moralischen Zweck. Der Geist wird dabei unwillkührlich zu Vergleichungen hingerissen, und wer weiß nicht, wie sehr wichtig bei reiferm Alter diese Vergleichungen unsres Selbst und unsres Wirkungskreises mit den Begebenheiten in der Natur, die sich ohne unser Zuthun ereignen, für unsre Ruhe sind? Daraus wird für das Kind in der Folge einst ein eigener, nie versiegender Quell von Muth im Leiden, und von Trost im Tode, den ihm kein Glaubensstifter gegeben hat, und also auch kein Stifter von Unglauben nehmen kann.

Das Studium der Natur gewährt uns auch das reinste und edelste Vergnügen, ist die Mutter aller wahren Aufklärung, und der objektive Zweck, für den uns der Schöpfer mit Sinnen und Vernunft begabt hat. — O daß man es doch allgemein beherzigte, und dem öffentlichen Volks- und Kinderunterricht diese edle Richtung gäbe. Wie viel Unnützes, Unverständliches lernen unsre Kinder! Wie viel Zeit verschwendet man mit fremden Sprachen, die für Kinder nichts als Flitterstaat sind. — Natur und Muttersprache sey fast das einzige, was Kinder studieren sollen. Aber leider will mans noch nicht wissen, daß mit der Kultur der Sprache, und der Bekanntschaft mit der Sinnenwelt — die Vernunft selbst kultivirt wird, und der Geist des Menschen seine Bildung erhält.

Denn aber, um dies zu bewerkstelligen, müssen freilich die Schulmeister andere Leute seyn, als sie noch in manchen Gegenden jetzt sind. Unter ihnen muß es keine mehr geben, die wie jetzt die Namen: Campe, Salzmann, Villaume, Vogel, Basedow, Gutsmuths u.a. nicht einmal kennen, vielweniger ihre Verdienste.

Das Schulgebäude für die Kinder soll hoch, luftig und gesund seyn. Sie müssen nicht gegen das Licht sitzen, um nicht schielend zu werden; sie sollen auch keine Mäntel tragen, die in den meisten katholischen Provinzen Teutschlands noch immer Mode sind, die sie in der brennendsten Hitze (man sollte kaum glauben, daß man den Unsinn so weit treiben könnte) während der Schule den ganzen Tag umhangen müssen: der Mantel hat noch dabei den Nachtheil, daß man (was bei Kindern wichtig ist) nicht sehen kann, was darunter vorgeht.

Das große Versehen, das so oft, um den Geist des Fleißes bei Kindern zu wecken, begangen wird, besteht in der zu häufigen Anwendung gewaltsamer Maßregeln, wodurch man ihnen gleich zu Anfange Widerwillen beibringt. Mit Gewalt richtet man nichts aus. Geschickliches Benehmen, nicht Gewalt muß bei solchen Gelegenheiten angewandt werden.

Der Widerwille gegen Einschränkung, und die hartnäckige Beharrlichkeit, die Rechte einer gewissen persönlichen Unabhängigkeit zu behaupten, die den menschlichen Character in allen Verhältnissen des Lebens so stark bezeichnen, müssen mit großer Vorsicht und Geschicklichkeit von denen behandelt werden, die sich dem erhabnen Geschäfte der Erziehung widmen. — Bei der Anstellung von Schullehrer soll man sogar auf die Gesichtszüge und das äußere Wesen derselben Rücksicht nehmen. Beides ist von größerer Erheblichkeit, als sich diejenigen wohl vorstellen mögen, welche die Sache nicht aufmerksam betrachten. Das äußere Ansehen derer, welche bestimmt sind, Andern zu gebieten, ist eine Sache von Wichtigkeit; aber vorzüglich bei Kindern, bei denen man Liebe und Vertrauen erhalten will und soll.

Der Lehrer soll die Kinder unter keiner Bedingung schlagen dürfen; auch in dem Alter, wo man die Nahrung so nöthig hat, keine Fasten auflegen. Ich kenne noch lebende Beispiele, die einen kindischen Scherz mit dem Verluste ihrer Gesundheit auf immer bezahlen mußten. Das Schlagen an die Ohren, als der gelindeste Exekutionsgrad thut oft schon großen Schaden. Mehrere Aerzte haben Beispiele aufgezeichnet, daß Kinder durch die Brutalität ihrer Vorgesetzten die fallende Sucht u. s. w. bekamen. Wohlgerichtetes Ehrgefühl, das die Basis der ganzen Erziehung für den gesellschaftlichen Menschen ohne dies seyn muß, wird, wenn man es zu benutzen weiß, fast hinlänglich zur Belohnung und Strafe Stoff geben.

Die Kinder sollen in der Nachbarschaft der Schule Abtritte finden, und einzeln hingehen können, wenn sie es verlangen. Gesetzt denn auch; ein muthwilliger Knabe läuft einmal unnöthig hinaus: so ist das doch nichts gegen die Möglichkeit, daß man es einem Kinde, welches eines solchen Ortes wirklich bedarf, abschlagen könnte. Man soll die Kinder zur Sauberkeit anhalten, unreinliche Kinder aus der Schule verweisen, und dadurch die Eltern zwingen, auf ihre Reinlichkeit zu wachen. Auch sollen aussätzige, kranke Kinder nicht eher in die Schule gehen dürfen, bis sie geheilt sind. Außer denen, welche bestimmt sind, Gelehrte zu werden, brauchen die Kinder bei einem solchen Unterrichte meistens nicht länger, als höchstens drei Jahre lang die Schule zu besuchen.

Bei oder vielmehr vor einer solchen Bestimmung wäre es durchaus zweckmäßig des vortreflichen Gall's encephalognomische Untersuchungen practisch anzuwenden, um nicht ferner zum Nachtheile des Staats und der Individuen Kinder zu einem Stande zu führen, zu dem ihnen die Natur die nöthigen Fähigkeiten und Neigungen ganz versagt hat.

Nachtheilige Handwerke, die dem Körper schaden, sollen die Kinder nie eher erlernen, bis sie ausgewachsen sind. Die Polizei sollte darauf sehen, daß kein Vater seinen Sohn Schmied, Schlosser u. s. w. werden lasse, bis er wenigstens sechzehn, oder siebenzehn Jahr alt ist. Die Kinder werden sonst Krüppel, erreichen nie ihr völliges Wachsthum, und werden selten ganz gesund. Aber vor diesem Alter soll man nicht bloß die Beschäftigungen den Kindern untersagen, welche große Anstrengungen erfodern, sondern auch solche, wie Schneider und ähnliche Gewerbe, wobei die Körper unnatürliche

Stellungen annehmen müssen, und die Menschen ununterbrochen mit hinüberhangender Brust und zusammengezogenem Unterleibe angeschmiedet sitzen. Der Schade ist sonst zu groß, den dadurch die Gesundheit leidet. Wir sehen es daher dem Handwerker auf der Straße an, was er für ein Geschäft treibt.

Das alles muß nun natürlich um so ärger seyn; je früher das Kind angespornt wird, je schwächer noch seine Glieder, je zarter der Rückgrad und die Brust ist. Und das sollte dem Staate gleichgültig seyn, ob so viele seiner Bürger kränklich, elend werden? — Aus denselben Gründen sollen auch Mädchen nicht vor gänzlicher Ausbildung ihres Körpers zu solchen weiblichen Arbeiten angehalten werden, wobei sie immer sitzen, und in widernatürlichen Richtungen ihres Körpers bleiben müssen.

Gaukelspieler, Seiltänzer und alle diese gefährlichen Künstler, wobei die Kinder selbst noch, als Erwachsene Gefahr laufen, für ein paar Groschen, wo nicht den Hals, doch ihre Glieder zu zerbrechen, sollte man gar nicht dulden. Jeder, der mit so vieler Mühe eine Kunst erlernen will, wie es eine solche erfodert, dem wird es in keiner an seinem Unterhalt fehlen können. — Auch sollen die Knaben in früheren Jahren keine blasende Instrumente lernen. — Ueberhaupt treibt man mit dem Lernen der Musik oft Mißbrauch. Ich bin selbst sehr von ihrer Zauberkraft überzeugt; aber es ist doch ganz ungereimt, Kindern, die man in der Zukunft zu etwas ganz andrem bestimmt, ihre wenige freien Stunden zu nehmen, in denen sie sich für den Zwang, den man ihnen in der Schule anthut, schadlos halten könnten, und sie zu zwingen, nicht selten ein Drittel ihres Lebens mit unsäglicher Anstrengung auf etwas zu verwenden, was ihnen höchstens dazu dienen kann, sich in ihrem künftigen Berufe zuweilen eine müßige Viertelstunde zu vertreiben. Aber bei blasenden Instrumenten ist die Sache noch weit bedeutender. Die meisten erkaufen diese Kunst mit dem Verluste ihrer Gesundheit. Viele werden in früher Jugend schon asthmatisch, schwindsüchtig u. s. w. — Man werfe nur ja nicht ein, daß sie denn in dieser Kunst nicht so stark werden würden; denn was für ein Unglück wäre denn das in einem Lande, wenn die Leute allenfalls ein bischen weniger gut das Horn bliesen, als in dem benachbarten?

Daß die Popanzen und Schreckbilder, die von den Ammen bei den Kindern schon lange eingeführt sind, verbannt werden müssen; das habe ich wohl nicht nöthig zu erinnern. Der Wauwau der alten Griechen, der Knabenfresser der Römer und endlich der Pelznickel unsrer Zeiten sind unter aller Kritik, und da, wo sie nicht Krämpfe und die fallende Sucht machen, wie das sehr oft geschehen ist, jagen sie doch den Kindern unnöthigen Schrecken ein, und thun oft sehr großen moralischen Schaden; denn die Art Schlüsse liegt wohl sehr tief in der Natur des Menschen, daß der Erwachsene, wenn er sich überzeugt, daß seine Lehrer ihm in dem oder jenem Puncte Unwahrheiten sagten, auch das Zutrauen in andren Sachen, die er nicht einsehen kann, verliert; und daraus fließt ja selbst ein großer Schade für Religion und jede Wahrheit. — Man führe sie auch nicht zu Todten. Man glaubt ihnen da Stoff zu gottseligen und erbaulichen Betrachtungen, wozu sie wahrlich gar nicht aufgelegt sind, einzuflößen, und das Resultat ist doch nur Schrecken, Abscheu und Eckel aus Instinct, den die Natur allen Menschen vor Leichen einlegte, weil sie schaden können; und dabei ist auch zuweilen für die Kinder Gefahr der Ansteckung damit verbunden. — Man führe sie vor sieben bis acht Jahren eben so wenig bei starkem Gedränge zu Exekutionen etc. Soll ihnen so etwas Abscheu vor dem Laster machen, in einem Alter, wo man Tugenden und Laster nur, wie Papageien kennt, und wo sie, durch das Gewühl der Menschen noch leicht schaden nehmen können?

Man übe frühe die Sinne der Kinder, diese wachsamen, wohlthätigen Wächter, die uns die Natur zu unsrer Selbsterhaltung gab, die der mehr natürliche Mensch in so hoher Vollkommenheit besitzt. — Wir sind nicht Herr zu jeder Zeit über alle unsre Sinne. Bald kann uns der Geruch, ein andermal der Geschmack, zuweilen das Gesicht, und zuweilen das Gehör nicht helfen. Geschmack und Geruch gelangen durch natürlichere Diät zu ihrer größten Vollkommenheit. Gehör und Gesicht verbessern sich durch zweckmäßige Uebung; letzteres ist vorzüglich unsrer Aufmerksamkeit werth; da die Menschheit offenbar von dieser Seite eine merkliche Abnahme spürt. Die überhandnehmende Kurzsichtigkeit und Augenschwäche in den Städten ist leider! nicht mehr eine läppische Affectation fader Kleinmeister und eitler Mädchen; sie ist nur zu wahr, und hat vorzüglich darin ihren Grund, daß man die Kinder in den ersten Jahren fast immer in den Stuben eingeschlossen hält, wodurch das Auge, das nichts, als nahe Gegenstände sieht, sich auch bloß für die Nähe organisirt, und am Ende ganz das Vermögen verliert, den Focus entfernter Gegenstände gehörig zu formiren. Das beste Mittel, diesem so sichtbar zunehmenden Uebel zu steuren, ist gleich von Anfang frühzeitiger und täglicher Aufenthalt im Freien; dadurch verschafft man den Kindern einen weiten Gesichtskreis, schärft ihre Sehkraft, und legt einen dauerhaften Grund zu guten, weit sehenden Augen; daher haben die Landleute, und vorzüglich Jäger und Schiffer so vorzüglich gute Augen. —

Besonders aber sollten Erzieher darauf sehen, das Gefühl ihrer Zöglinge zu verfeinern; denn das Gefühl ist unsre beständige Wache, die über unsre ganze Oberfläche ausgebreitet ist, die bei der geringsten Gefahr durch Schmerz uns warnet, daß etwas da ist, was unsrem Ich nachtheilig seyn kann. Dies sehen wir vorzüglich an den Menschen, welche ihre Lage, ihr Unglück zwang diesen Sinn zu verfeinern. Die Blinden z. B. können oft Farben unterscheiden bloß durchs Gefühl. Warum denken wir also nicht mit Ernst darauf, diesen Sinn in hohem Grade bei unsren Zöglingen zu üben, da wir alle fast die Hälfte des Lebens blind sind? Wir sind, sagt Rousseau, beim Tage die Führer der Blinden, und bei der Nacht sind sie die unsrigen. Wir können des Nachts, wenn wir in einem dunklen Zimmer sind, durch den leisen Zug der Luft fühlen, ob und wo eine Thüre oder ein Fenster offen ist, wir fühlen auf einem Schiffe bei der Nacht durch den leisen Zug der Luft, welche Richtung es geht, ob es schnell oder langsam fortgetrieben wird. Wir fühlen, ob sich bei der Nacht ein Gegenstand unserm Körper nähert, oder sich von ihm entfernt. Wir können also ohne Hände, ohne Stock bloß durch Uebung viel fühlen, und haben manchen Vortheil durch diesen Sinn denn, wenn die übrigen uns nichts früchten; da wir aber das nicht bei Tage lernen können, weil uns denn unwillkürlich die andren Sinne zu Hilfe kommen, und uns wider unsren Willen zerstreuen; so ist das ein wichtiger Grund, der uns die Nachtspiele der Kinder empfehlen muß. Man gewöhne die Kinder oft unter vernünftiger Aufsicht des Nachts zu spielen; dies hat in vieler Rücksicht manches Gute. Die Ammen mögen freilich vielen Antheil an der Furcht haben, die viele Menschen Nachts so sehr ängstigt. Allein unsre Unbehaglichkeit bei der Nacht kömmt nicht von ihnen allein her. Es ist Instinct; denn die Nacht erschreckt auch Thiere, wie wir vorzüglich bei großen Finsternissen sehr auffallend bemerken können. — Was den Pöbel abergläubisch, und den Tauben mißtrauisch macht, das macht uns bei der Nacht furchtsam, nämlich: das Nichtwissen, was um uns vorgeht. Die Natur gab uns beim Tage die Augen zur Wache; wir können denn in weiter Entfernung schon Körper sehen, die uns schaden können; das ist nicht der Fall im dunkeln; daher verdoppeln jetzt die andern Sinne ihre Aufmerksamkeit. Wir sind immer gespannt, ob etwas rauscht, weil wir gewohnt sind, daß die meisten Körper, ehe sie uns schaden können, mehr oder weniger Geräusch machen. — Aber wir fürchten, daß es Körper gibt, die uns Gefahr bringen können, ohne Lärmen zu machen: daher unsre Aengstlichkeit; daher unsre geschäftige Einbildungskraft. Gewohnheit ist auch hier das Universalmittel. Die Gewohnheit macht, daß es dem Dachdecker auf der Spitze des Thurms nicht mehr schwindelt, daß dem alten Soldaten das Blut kalt bleibet beim Krachen der Kanonen, wobei er als Rekrut zitterte: so ist auch, um uns vor Geistersehen und Gespenster zu schützen, die Gewohnheit in der Nacht zu gehen, das beste Mittel; denn nicht immer sind die abendtheuerlichen schreckbaren Figuren in der Nacht ein Werk der Phantasie[111]. Sie sind sehr oft wirklich in unsren Augen. Wir können im Dunkeln nicht anders von Gegenständen urtheilen, als durch die Größe des Sehewinkels, den der Gegenstand mit unserm Auge macht. Wir können daher nicht alle die Hilfsmittel zur Hand nehmen, die uns durch die Erfahrung am hellen Tage leiten. Wir schließen denn oft, wenn wir zu sehen glauben. Wir sehen daher einen nahen Strauch für einen entfernten Baum an, einen weit wegstehenden Ochsen für einen nahen Hund und umgekehrt. Nur erst denn, wenn uns hier wieder unsre Erfahrung zu Hilfe kommen kann, berichtigen wir unsern Irrthum. Wenn wir an irgend einer Bewegung sehen, daß der Ochs ein Ochs ist; so machen wir unsren Fehler wieder gut. Wir urtheilen denn nicht mehr durch die Größe des Sehewinkels, und wir sehen ihn denn in seiner völligen Größe und Dicke. Gesetzt aber nun, wir sehen einen entfernten Baum für eine menschenähnliche Gestalt an; so muß diese natürlich bei jedem Schritte, mit dem wir uns ihm nähern, wachsen; sie wird denn zur ungeheuren Figur, selbst noch ohne die Einwirkung der Phantasie. Sucht man sich nun nicht durch das Gefühl oder ein sonstiges Hilfsmittel den Irrthum zu benehmen; so hat man wirklich die kolossalische Figur im Auge. Man hat sie gesehen, und nur denn erst wird man seinen Fehler gut machen; wenn man seine gewöhnlichen Hilfsmittel zur Hand genommen hat, wodurch man sieht, daß der Baum ein Baum war. In demselben Augenblicke sind die riesenförmigen Arme, die uns so viel Furcht machten, Aeste geworden; die großen hellen Augen sind vielleicht der durchscheinende Mond u. s. w.

Man lasse also die Kinder oft des Nachts spielen, sie werden denn nicht bloß durch Gewohnheit die natürliche Furcht ablegen, sie werden sich auch andere Hilfsmittel abstrahiren, wodurch sie vor diesem optischen Betrug geschützt werden; die Ammengeschichten werden ihren Zweck ganz verfehlen, und die Kinder sind völlig sicher vor den Folgen, die diese nur zu oft haben, — und wovon selbst Philosophen bei der besten Ueberzeugung zuweilen noch leise Anregungen fühlen[112].

Von den gymnastischen Uebungen.

Die Sache, wovon in diesem Kapitel die Rede seyn wird, ist so unbekannt geworden, daß Manche es für Schwärmerey der Aerzte halten; wenn sie zuweilen ihre Stimme darüber erheben. Dieser Punkt ist aber so wichtig, daß es nach meiner Ueberzeugung von ihm größtentheils abhangen wird, ob wir von dem Abgrunde, an dessen Rande wir stehen, gerettet werden können oder nicht. Wir sind der völligen Ausartung äußerst nahe. — Wir haben ja fast keine Männer mehr. — Eitel unbärtige Greise sind die Enkel derer, die Roms Legionen oft so nachdrucksvoll in ihrer Heimath empfingen.

Weichlichkeit, Vorurtheile (die wir Cultur nennen) und vorzüglich gänzlicher Mangel an Bewegung brachten uns allmählig dahin — wo wir jetzt sind. Bewegung ist bei gesitteten Ständen ganz verbannt; daher denn auch überall Schnupfen und Catharren, wenn sich nur eine Viertelstunde ein rauher Wind erhebt — Jetzt ist es schon eine Riesenarbeit für unsre Damen *du bon ton*, eine halbe Stunde weit zu gehen. Außer Athem sind sie schon; wenn sie eine Gasse lang gegen den Wind gegangen sind. Aber worinn besteht denn auch ihre gewöhnliche Bewegung? Die Etikette erlaubt sie ihnen weiter nicht, als vom Toilette aufs Canapee und von da zum Spieltische. — Zu Fuß im Garten herum zu gehen, das hat schon mancherlei Inconvenienzen. Im Sommer macht die Sonne die Haut braun; im Frühlinge gibt's gar Sommerflecken. Und wahrlich (als wenn die Mode hierinn hätte consequent seyn wollen) das Kostüme unsrer Weiber ist so eingerichtet, daß sie froh seyn müssen, wenn sie still sitzen können. An ihre Füße legte sie einen weit sicherern Hüter, als die Beinschellen der Gefangenen, nemlich: — die Schuhe. Kräftigere Mittel um alle Bewegung zu verhindern konnte die Mode nicht erfinden, und — sie hat auch vollkommen ihren Zweck erreicht. Die ganze Arbeit unsrer zimperlichen Dinger besteht beinahe bloß im Lesen scandalöser Geschichten, Liebes- und Ritterromane, in welchen durchaus nicht der Geist der Natureinfalt, und der Sittlichkeit wehet; die vielmehr dahin zielen, Leidenschaften aller Art emporzutreiben, und die Phantasie mit den üppigsten Bildern zu füllen.

Unsäglich ist das Unheil, was diese Schriften über unsre Generation verbreiten! Laßt ein Mädchen noch so gut erzogen seyn, gebt ihm die besten Grundsätze, bepanzert es um und um mit allem, was die Tugend Ehrwürdiges hat; — erlaubt ihm aber dabei diese fatalen Schriften, wo alles so hübsch und glatt dargestellt wird, als wenn es gedrechselt wäre, wo vernünftiges Zureden Tiranney; Verrückung, oder Schwachheit des Kopfs und des Herzens Leiden heißt, wo die Helden des Romans von reiner Liebe schwätzen, bis — das Fräulein im Kindbett liegt, (welches denn natürlich, wie es auch seyn muß, auf Rechnung des armen, gequälten, weichen, liebevollen Herzens geschrieben wird), und dann läßt das gute Kind mit einem *Pastore fido* zuweilen ein *tête à tête* machen: ihr werdet erstaunen, wie geschwind sie sich lieben werden, und die Demoiselle eine H... wird. — Und kann das wohl anders seyn? Denn wo ist das Mädchen, das nicht durch diese Schriften verdorben wird, dessen Blut nicht bei der Schilderung aller der Albernheiten in Wallung geräth, das sich nicht die Welt in der That so vorstellt, wie sie der Herr Tollhäusler in seinem Raritätenkästchen zeigt.

Allgewaltiges, obgleich schwaches Geschöpf! Was vermag nicht alles dein, zwar unmerklicher, aber sicherer Einfluß auf den Mann, und durch den Mann auf das gesammte Glück des gemeinen Wesens! Wie die Mutter, so der Sohn, der die ersten durch keine nachherige Erziehung jemals wieder ganz auszutilgenden Eindrücke zum Guten und Bösen von ihr erhält. Selbst der schon gereifte Mann, was ist er, sobald er durch eheliche Bande mit dem Weibe seines Herzens verbunden ist! Fast immer sind seine Launen, die fortschreitende Veredlung und Verschlimmerung seines Characters ihr Werk.

Wenn man es dem andern Geschlechte doch recht an's Herz zu legen vermöchte, daß von seinem Betragen das Glück der Nationen in die Zukunft größtentheils abhangen wird, und daß eine gute Mutter in ihrem stillen häuslichen Kreise die Blume der Schöpfung, und der Segen der ganzen Nachkommenschaft ist.

Mit den Männern ist es noch nicht ganz so weit gekommen, aber wahrlich doch auch sehr viel weiter, als es je hätte kommen sollen. Die Erziehung der Gallier, und vorzüglich der alten Deutschen, war hart, und den Absichten des Krieges gemäß. Weichlichkeit und Verzärtelung kannte man nicht[113]. Ihr ganzes Leben war, wie J. Cäsar sagt, der Jagd und den kriegerischen Uebungen gewidmet. Von Kindheit an legten sie sich auf Arbeit und Abhärtung ihrer Leiber. Die Jünglinge beschäftigten sich mit Erlegung der Auerochsen. Wer die mehrsten von diesen erlegte, der trug die Hörner der getödteten Thiere vors Volk, und ärndtete denn den verdienten Beifall. — Wie ist es jetzt? Sind wir nicht unbeschreiblich tief herabgekommen? Sind wir Europäer insgesammt nicht die schwächsten Menschen? Grönländer und Irokesen tragen ihren Kahn, wie einen Brodsack. Die Einwohner von Kanada jagen einen Hirsch zu Fuß fünfzig Meilen weit, ermüden ihn und schlagen ihn todt. — Die Neger nehmen ihren Mann auf den Arm, und laufen mit ihm eine Meile weit in einem Athem. —

Unsre Cultur kostet uns sehr viel! Wir haben unsre Köpfe auf Kosten unsrer Gesundheit und unsrer Ruhe bereichert. Wir haben unsren Körper ganz vernachlässigt, indem wir nur immer Vervollkommnung unsres Geistes bezweckten; daher ist denn der auch durch seinen nothwendigen

Zusammenhang kränklich und — krampfig geworden. Mancher Hypothese sehen wir es ja wahrlich an, daß die Seele ihres Schöpfers in dem Augenblicke ihrer Entstehung an Vapeurs gelitten hat.

Bewegung war der Hauptgrundsatz, auf dem die Auferziehung der Spartaner beruhte. Die Griechen insgesammt hielten die Leibesübungen sehr hoch, und sie wußten selbst die Seelen ihrer Kinder nach gleichen Regeln zur Tugend zu bilden. Plato räth, um die Gesundheit zu unterhalten, daß man die Seele nicht ohne den Körper, und den Körper nicht ohne die Seele übe, damit durch die darausfließende Uebereinstimmung der Kräfte von beiden auch beide gesund bleiben. — In der Jugend, wo die Natur jeden Augenblick jedes Glied bewegt; da werden wir durch zweckmäßige Unterstützung dem Körper des Kindes die Ausbildung geben können, die es als gesunder Mensch bedarf. Durch den Gebrauch unsrer Glieder erhalten diese erst ihre gehörige Form, ihre Stärke. — Der Arm, den wir am meisten brauchen, wird am dickesten, und hat die meisten Kräfte. Man fange also die gymnastischen Uebungen wieder an, die so lange vernachlässigt waren, die ehemals bei den Griechen und Römern, ehe sie, wie wir jetzt, sich der Weichlichkeit und Wollust überließen, so sehr im Schwange waren. Galen hielt schon den für den besten Arzt, den man für den besten Lehrer in der Gymnastik halten könnte. Man sollte daher wieder eigne Meister in jedem Orte für Knaben und Mädchen halten, die jedes Alter die ihm passenden Spiele lehrten, und unter ihrer unmittelbaren Aufsicht ausüben ließen. Lycurgus suchte schon die Körper der Mädchen durch Wettlaufen, Ringen, Spießwerfen und Bogenschießen in immerwährender Bewegung zu erhalten, „damit der Keim zukünftiger Geschlechter festere Wurzel schlagen, und durch Stärke des Körpers gegen die Schmerzen der Geburt abgehärtet werde." — Auch werden die gymnastischen Uebungen kräftig mitwirken den zu frühen Geschlechtstrieb abzuhalten, und dem schrecklichen Laster, das so unübersehbar viel Unheil stiftet, — der Onanie, Einhalt zu thun.

Die kleinsten Knaben kann man schon um die Wette laufen, Ringen, Ballspielen und nach dem Ziele werfen lassen. Das stärkt Auge, Arm und Brust. Sie erhalten dabei einen richtigen Blick, um über die Entfernung urtheilen zu können, was wirklich bei mancher Gelegenheit ihnen zu Statten kömmt. Bei etwas ältern Knaben sind Kegelschieben, Bogenschießen und Schlittschuhlaufen sehr zweckmäßige Bewegungen. — Knaben von zehen Jahren können schon exerziren lernen; eine Uebung, die sehr viel gesundes hat, wobei sich jedes Glied bewegt, und wobei der Staat noch den Vortheil erhält, daß er für jeden Fall geübte Krieger findet. — Um diese Zeit müssen sie auch schon anfangen, Bäume zu erklettern und Mauern zu ersteigen. Kein Thier ist fast dazu so gemacht, wie der Mensch. Sein in die Höhe gerichteter Körper, sein nach vorn biegsames Kniegelenk, seine nach allen Richtungen beweglichen Finger und Zehen helfen ihm dazu sehr kräftig. Unglücke braucht man eben nicht zu fürchten; denn diese entstehen meist deswegen, weil die, welche es versuchen, gar keine Uebung und Gewandtheit in derley körperlichen Bewegungen haben. Sehr selten hört man auf dem Lande ein Unglück bei Kindern, die doch bekanntlich aus Vergnügen, der Vögel und des Obstes wegen, täglich auf Bäume klettern. Diese Uebungen müssen aber nicht allenfalls wöchentlich eine Stunde, sondern alle Tage vorgenommen werden; sonst verfehlt man seinen Zweck. Dabei soll ein vernünftiger Aufseher immer gegenwärtig seyn, damit zu gefährliche und die Kräfte des Alters übersteigende Spiele verhütet werden.

Schwimmen sollen alle Knaben, ohne Unterschied, lernen; wenn sie vierzehn Jahre alt sind. Man soll sie im Sommer an solche Stellen in den benachbarten Fluß führen, welche hinreichend den Tag hindurch der Sonne ausgesetzt waren, und wo also das Wasser nicht zu kalt ist. Man soll ordentliche Schwimmschulen errichten, so wie man bisher nur — Tanz- und Fechtschulen hat. Aber die Knaben müssen nicht bloß auf die gewöhnliche Art schwimmen, sondern bald mit, bald ohne Kleider, und wenn ihre Kräfte groß genug sind, selbst über Untiefen, und reißende Ströme. — Wie wichtig das vorzüglich für Soldaten seyn muß, fällt von selbst in die Augen. Julius Cäsar schwamm nicht selten mit seinen Kriegern über reissende Flüsse. Und ich begreife nicht, warum man diese Kunst bei Armeen nicht lange eingeführt hat, die gewiß auf die ganze Kriegskunst einen wichtigen Einfluß haben würde. —

Das Fechten ist auch eine sehr gute Bewegung, aber nur für erwachsene Knaben. Das Tanzen paßt für Kinder beiderley Geschlechts. Nur sollte die alberne Sitte abgeschafft werden, Bälle mitten in der Nacht zu halten. Man sollte (wie bei uns am Rheine die Landleute zu thun pflegen) unter freiem Himmel, unter schattigen Bäumen tanzen; die Luft würde denn nicht verderben. Man würde sich nicht zu sehr erhitzen, und daher nicht so leicht erkälten können. Der Tanz stärkt die Glieder, macht sie biegsam und zu allen Arten von Bewegungen geschickt. Nur deswegen macht das Tanzen manchen krank, Blutspeien und schwindsüchtig; weil es zu selten und daher übertrieben geschieht.

Um den Hang zu Leibsbewegungen in jedem Alter zu unterhalten, sollte man an allen öffentlichen Orten für die Jahrszeit und für jedes Alter angemessene Spiele finden[114]. Auch Reiten gehört hieher, aber dies erfordert zu viele Kosten, als daß es von vielen geübt werden könnte; doch müßte dafür gesorgt werden, daß man nicht denen, die es üben wollen (wie bis hierher oft geschieht) Miethpferde leiht, die solche wesentlichen Fehler haben, daß selbst geübte Reiter nicht selten ihr Leben dabei in Gefahr stellen.

Uebrigens braucht man bei diesen Spielen die Kinder nicht so ängstlich zu verwahren. Ob sie z. B. an feuchten Orten sitzen, oder an trocknen, ob ihre Füße naß werden, oder kalt, das gilt gleich. Sie müssen sich daran gewöhnen. Durch die Macht der Gewohnheit können die Bewohner von Arabien barfuß in den brennenden Sandwüsten gehen; wo unsre Reisenden es kaum mit Stiefeln auszuhalten vermögen. Die Gewohnheit macht, daß der Russe aus dem warmen Bade in den frierenden Fluß springen kann; daß die gesunden Knaben unsrer Bauern mit bloßem Kopfe und fast nackend in den Gassen laufen; wenn wir in Winterkleidern vor Kälte zittern. Ganze Nationen ertragen die plötzlichsten und stärksten Veränderungen des Wärmegrads der Luft ohne Nachtheil. Z. B. in Neuholland und auf der Norfolks Insel, wo das Clima sehr gesund ist[115], und die Bevölkerung begünstigt, obschon das Thermometer nicht selten des Morgens 56 bis 60, einige Stunden nachher 100 bis 200, und nach Sonnen Untergang wieder 60° zeigt. Warum sollen denn unsre Kinder sich nicht an ein bischen Nässe oder Kälte gewöhnen können, was doch in der Folge ihres Lebens oft nicht zu vermeiden ist. — Auch thut man Unrecht, daß man Kinder, die physisch gut erzogen werden, ganz ängstlich von dem Trinken abhalten will, wenn sie warm sind. Freilich unsre Schwächlinge, die wir mit so vieler Sorgfalt zu Spitalcanditaten erziehen, werden üble Folgen davon haben; aber diejenigen, welche sich dem natürlichen Zustande bei ihrer Erziehung mehr nähern, können auch diesen Instinct ohne Gefahr befriedigen. Warum haben nicht andre Thiere üble Folgen davon? Der Hund, wenn er erhitzt ist, trinkt, aber wie ich sehr oft bemerkte, von Anfang mit kurz abgebrochenen Zügen; das wird höchstwahrscheinlich der natürliche Mensch auch thun. Das Kind mag aus einem benachbarten Bache oder Fluße trinken, der mit der Luft, worin es sich erhitzte, ungefähr dieselbige Temperatur hat; und wenn es das auch nicht so ganz genau in Acht nimmt; so kann der Schaden doch meines Erachtens nicht groß seyn. Wer gibt in diesem Punkte auf unsre Bauernkinder acht, die Tage lang in der brennendsten Sonnenhitze sich herumtummeln? Wie selten hört man bei ihnen von üblen Folgen! Wer gibt wohl den Negern auf der Küste von Guinea hierin Gesundsheitsregeln? Wie kann auch ein Instinct dem natürlichen Menschen Schaden bringen? Daß man unsren Kindern vor dem Trinken zu essen anräth, ist äußerst ungereimt. Weiß denn die Natur vielleicht nicht, was sie will, daß wir ihnen zu essen befehlen, wenn es ihnen dürstet? Wir können ja unsre an die Abwechslung der Temperatur gewohnte Gesichter und Hände bei der größten Hitze ohne Schaden ins Wasser stecken! — Da wir alles zu Gesicht machen können, warum sollten wir nicht auch (möchte ich sagen) unsern Magen zu Gesicht machen können?

Von den Findlingshäusern.

Mir ist es unbegreiflich, wie man noch in unsern Tagen hin und wieder behaupten kann, daß es nicht rathsam sey, im Staate Findlingshäuser zu haben! — Wem es nicht gleichgültig ist, ob gefallene Mädchen Kindermörderinnen werden; ob unglückliche Findlinge durch Elend umkommen, oder zu schlechten Menschen erwachsen; dem kann wahrlich hierüber wohl kein Zweifel aufstoßen. — In dem gesellschaftlichen Zustande ist es nun einmal unvermeidlich, daß ein großer Theil und zwar gesunder Menschen im ehelosen Stande leben muß. Die Zahl vermehrt sich noch täglich durch die immer wachsenden, künstlichen Bedürfnisse, und daher ist es sehr natürlich, daß die Natur das Recht des alten Sprichworts: *naturam expellas furcâ etc.* zuweilen wieder geltend zu machen sucht. Da nun der Staat wohl nie Ehebruch und Hurerei ganz wird stören können, so soll er — wahrlich diese Sache nicht befördern, nicht begünstigen; aber — dem Mord vorbeugen, und hier palliativ verfahren, wo doch selbst, (wie es eine Reihe von Jahrhunderten bewies) Feuer und Schwert nichts vermochten.

Man sagt, die Unmoralität wächst dadurch, und — daran hat man Unrecht. Lüderliche Dirnen, die ihren Körper verkaufen, werden selten Mütter; sie müßten denn sonst ihr Handwerk nicht systematisch gelernt haben. Diese Häuser sind also nur für Unglückliche, nicht für die im wahren Sinne Entehrten. Vorzüglich hat die Geistlichkeit hier und da ihre Stimme dagegen erhoben, und behauptet, „eine solche Anstalt befördere die Sittenlosigkeit." Aber ist es wohl wahrscheinlich, daß ein Mädchen eher aufhöre, tugendhaft zu seyn, ihrem Liebhaber nur eine Minute früher einwillige, weil es — ein Findlingshaus gibt? Dies ist der Geistlichkeit, vorzüglich der Katholischen, leicht zu verzeihen, die das Physische der Weiber natürlich zu wenig kennen; denn sonst würden sie wissen, daß die Natur das andre Geschlecht in gewissen Augenblicken alles vergessen läßt. Hätte sie das nicht, wie würde ein Weib sich je entschliessen, Mutter zu werden; wenn sie in diesem Augenblicke an die hundertfachen Beschwerlichkeiten der Schwangerschaft, an die heftigen Schmerzen, selbst bei der natürlichen Geburt und an die zahllosen damit verbundenen Gefahren dächte? Wie wäre es möglich, daß Weiber mehrere Male den Kaiserschnitt ausgestanden hätten; wenn sie in einem solchen Zeitpuncte nicht all ihr Bewustseyn verlören? Was kann also wohl hier der Gedanke eines Findelhauses wirken? Daran denkt erst die Verirrte, wenn es schon zu spät ist, wenn äußerste Armuth oder sich empörendes Ehrgefühl sie an das Schreckliche ihrer künftigen Lage erinnert; und ist es denn nicht Pflicht des Staates der Gefallenen auf den Weg zu helfen, und zwey Unglückliche physisch und moralisch zu erhalten? Die Erfahrung bestätiget diese Theorie vollkommen; seit in Paris, Wien, London, Stockholm etc. Findlingshäuser sind, hört man an diesen Orten wenig, oder gar nichts vom Kindermorde[116].

Man sagt, der Staat muß dadurch viele Kinder von Verheiratheten erziehen, die, um sich die Last der Erziehung zu erleichtern, ihre Kinder zu Findlingen machen. Allein hat denn der Staat nicht Mittel in Händen, dies bei wahrhaft Armen zu verhüten? Und bei den andern, die es aus Gemächlichkeit thun, ist es doch reiner Gewinn für das gemeine Wohl; denn Kinder können bei solchen Aeltern, die so tief sanken, dreist das feste Band zu zerreissen, das die Natur so enge zwischen den Neugebornen und den Aeltern knüpfte, nur Krüppel oder Schurken oder — beides zugleich werden.

Aber, woher den Fond nehmen, den ein solches Institut kosten würde, wird mancher Plusmacher vor allem andren fragen, der das Glück des Staats bloß in eine gefüllte Kasse setzt, und daher eine solche Anstalt für sehr zweckwidrig ansieht; weil er vielleicht berechnet hat, daß doch der Scharfrichter in einem Jahre lang nicht so viel für an Kindermörderinnen geleistete Exekutionen erhält, als ein solches Haus zu unterhalten nothwendig erfordert. — Ein solcher verdient nun gar keine Antwort; denn jede, die ihm nicht versichert, daß hieran reiner Ueberschuß herauskömmt, würde ihm ohnedies nicht genügen, und eine solche kann ich ihm nicht geben. Uebrigens aber ist diese Frage jedem andern nicht schwer zu beantworten. Eine solche Einrichtung kostet wirklich lange nicht so viel, als es auf den ersten Blick wohl scheint. Die neuere Chemie hat angefangen ihren wohlthätigen Einfluß auf unsre tägliche Bedürfnisse, auf die Haushaltungskunst, auf die Küche, und (wie es natürlich ist) mit auffallendem Glücke auszudehnen. Graf Rumford hat, wie jetzt allgemein bekannt ist, durch seine tiefen Kenntnisse bewirkt, daß man im Werkhause zu München täglich zwölf hundert Menschen sehr vollkommen mit äusserst geringen Kosten ernährt. Die ganze Ausgabe beträgt (Kost, und Lohn von drey weiblichen und zwey männlichen Bedienten, Feuerung und so gar die jährliche nöthige Küchenreparation mit eingerechnet) alle Tage nur etwas über eilftehalb Thaler. Seit er dabei die Kartoffeln einführen konnte, ist das ganze noch weit wohlfeiler; fast in dem Verhältnisse von 4 zu 3[117]. — Das beweist klar, daß ein solches Institut durch Männer von Kenntnissen geleitet, eines nicht sehr großen Aufwandes bedarf. Allein freilich bei allen dem kostet doch eine solche Einrichtung — Geld. — Daran aber wird es hiezu wohl in keinem Lande fehlen.

Es gibt überall noch so viel redliche, gutherzige Menschen, wie man bei so manchem frommen Vermächtnisse sieht, die herzlich gern ihr Scherflein beitragen würden; wenn sie das Gedeihen einer solchen Anstalt vor Augen sähen: und das übrige hiezu — müßte der Beutel der Hagestolzen allein leisten[118]. Das gemeine Wesen ist aus mehr, als einer Rücksicht berechtigt, Beiträge dazu von diesen zu fordern. Jeder der vierzig Jahre alt ist, heirathen kann und nicht will, also sich der Pflicht Vater zu werden, freiwillig entzieht, ist schuldig; wenn er seine eignen Kinder nicht erziehen will, nach dem Verhältnisse seines Vermögens die des Vaterlandes mit erziehen zu helfen. Durch die überhandnehmende Zügellosigkeit wächst dieser Stand ohne dies mit jedem Tage. Die Zahl der Menschen, die das Unangenehme des Ehestandes nicht wollen; aber das sinnliche davon auf den Trümmern der Tugend und des häuslichen Glücks rechtschaffener Familien suchen, wird zusehends immer größer. Freilich gibt es auch Menschen, die aus edlen Absichten nicht heirathen; aber deswegen können sie doch hievon nicht ausgenommen werden; denn ein Unverheiratheter kann doch in Rücksicht seiner Finanzumständen eher zu einer öffentlichen wohlthätigen Anstalt beitragen, als jeder andre.

Auch kann man es wohl so ziemlich verhüten, daß ärmere Menschen nicht ihre ehelichen Kinder in ein solches Institut schicken, und dadurch die Ausgaben zu sehr vergrößern; wenn man einen Theil des Fonds dazu verwendet, Leuten von der ärmsten Klasse, die z. B. drey Kinder haben, für jedes, was über diese Zahl kömmt, monatliche Beiträge zu geben; dadurch wird die Armuth solcher Menschen nie so groß werden, daß sie sich dazu entschliessen können, den Pflichten des Vaters und der Mutter zu entsagen. Und geschähe es bei einigen; so sind das sicher so schlechte Menschen, daß, wie gesagt, der Staat reinen Gewinn dabei hätte; wenn er ihre Kinder erziehen ließ.

Aber eine andre und zwar bedeutende Frage: müssen diese Institute so bleiben, wie sie jetzt größtentheils sind? Nein! das dürfen sie nicht. Die meisten sind nur einstweilige Niederlagsorte zur baldigen Spedizion ins andre Leben[119]. In manchem Findlingshause erlebt fast jedes vierte Kind den ersten Monat nicht. — Mehr als zwey Drittheile starben ehedem im pariser Findlingshause in den ersten vier Wochen[120]; und in Rouen kamen von hundert acht, schon hundert vier vor ihrem fünfzehnten Jahre um, und nur zwey davon wurden Glieder der Gesellschaft[121]. In einer Discussion, die im Jahre 6 (der franz. Rep.) zu Paris bei dem Rathe der 500 über die Hospitäler vorfiel, sagte Dumolard, daß im verflossenen Jahre von achthundert Kindern, die ins Hospital von Lyon gebracht wurden, siebenhundert fünfzig aus Mangel an gehöriger Pflege gestorben seyen. — In den meisten sehen die Kinder aus, wie wandelnde Skelette, wie ächte Produkte des Jammers und der Wollust. Die Ursachen liegen so nahe, daß wahrlich nicht viel Scharfsinn dazu gehört, sie zu finden. — Gänzlicher Mangel an Muttermilch, selbst Mangel an Ammenmilch oder doch nicht genug davon, denn manchmal trinken vier Unglückliche an einer Amme; verdorbene Luft in einem äußerst hohen Grade; eine zu gedrängte Menge meist kränklicher Kinder, der Geruch ihres Harns, und Exkremente[122], und dabei ein Haufe schmutziger Weiber vergiften diese Zimmer auf eine schreckliche Art. Die ungesunde Lage solcher Häuser wirkt manchmal auch kräftig mit.

Diese Fehler sind nun allerdings äußerst groß, und vermindern den Vortheil sehr, den man von solchen Anstalten erwarten kann; aber sie lassen sich größtentheils heben, und sind zum Theil, wenigstens hier und da in einigen Findlingshäusern schon nicht mehr zu finden. — Der wichtigste Punct ist der erste Monat des Lebens der Findlinge. Wie kann man ihnen Ammen geben? Welches Institut ist reich genug, jedem Säuglinge eine zu schaffen? Mit den Surrogaten für Ammenmilch ist es schlimm genug hergegangen. Die Erfahrung lehrt, daß die, welche man mit Küh- und Ziegenmilch erzog, im Durchschnitte nicht vier Monate lebten[123]. Brodgallerte, die man für Milch gab, raffte die meisten Kinder schon in dem ersten Monate durch Schlagflüsse und Ruhren weg. Man schicke sie um alle diese Nachtheile zu verhüten, und um sie das große Nahrungsmittel (reine gesunde Luft) vollkommen genießen zu lassen, aufs Land, wie es z. B. in London und Paris geschieht. Das hat nun unstreitig sehr große Vortheile, jedes Kind erhält seine eigne Amme; man kann auf die Art genug rechtschaffene arme Weiber finden, die sich zu Ammen selbst anbiethen; man braucht nun keine Amme anzunehmen (sie sey verheirathet oder ledig); wenn sie von dem Vorgesetzten ihres Orts nicht als moralisch gut geschildert wird, und vom Arzte ihrer Gegend ein Gesundsheit Zeugniß hat. Es wird dabei dem Fond weniger kosten, als die Erziehung im Findlingshause, und das Kind kömmt nicht in ein ungesundes Haus, in ungesunde Luft; dabei erhält die Amme jetzt Zuneigung zum Säuglinge, die wenigstens — einen Theil der mütterlichen Zärtlichkeit ersetzt.

Aber dem unerachtet muß bei dem Schicken aufs Land Manches ganz genau beobachtet werden, wenn man nicht seinen Zweck verfehlen will. Man muß die Kinder nicht weiter vom Institute schicken, als eine Tagreise beträgt; weil sie sonst durch die Reise zu viel leiden: und es ist nun einmal so mit den Instituten, der Stifter mag noch so viel Eifer für die Vollkommenheit seiner Stiftung haben, er mag die Reise noch so pünctlich, und gesund anordnen; nach dreyßig Jahren werden die Aufseher die Kinder allenfalls einem Fuhrmanne mitgeben, der sie dann nach seiner Bequemlichkeit, wie und wann er will, als Kaufmannswaare abgeben wird. Eine weitere Entfernung ist auch in Rücksicht der Verbindung zwischen dem Findlinge, und dem Hause schon unzweckmäßig.

Das Kind muß (wenn kein medicinischer Gegengrund eintritt, bei dem der Arzt der Gegend allein, und zwar schriftlich mit angeführten Gründen dispensiren darf) anderthalb Jahr die Brust seiner Amme trinken; und damit es, und zugleich die Amme während der ganzen Zeit seines Aufenthalts, unter gehöriger Aufsicht sey, so müssen die Verwalter in den Orten, wo sich Findlinge befinden, sie der Oberaufsicht eines rechtschaffenen Mannes übergeben. Es gibt ja doch der guten Menschen noch viele, die Vormundschaften Und andre beschwerlichen Geschäfte zum Wohl der Unmündigen annehmen; es wird sich daher gewiß auch überall jemand finden, der sich den Findling die Woche ein paarmal zeigen läßt, und dafür sorgt, daß das, was das Institut vorschreibt, an dem Kinde geschieht. — Ueberhaupt ist dieser Punct leicht zu berichtigen. Es gibt in jedem Orte, vorzüglich in den kleinen Landstädtchen, so viele gutherzige Müßiggänger, die aus Mangel an Beschäftigung Neuigkeiten in jedem Hause umtauschen, und sich ein Vergnügen daraus machen würden, (wenn der Staat sie nur bemerkt) so etwas sehr pünctlich zu verrichten. —

Die Findlinge sind aber auch oft venerisch, wovon sich manchmal erst nach einigen Wochen, und später, die Spuren zeigen. Gibt man nun sogleich das gefundene Kind einer Amme nach Hause; so kann man leicht Schuld daran seyn, daß diese (vielleicht mit mehrern eignen Kindern) auch angesteckt werde! Ich glaube, daß man es dennoch kühn wagen darf, wenn man nur folgende Vorsorge dabei trifft; man nimmt ein Glas mit einem doppelten Boden, wovon der untere so concav ist, daß die Brust gewissermaßen hineinpaßt. In seiner Mitte ist eine kleine Oeffnung, um die Warze hinein zu lassen. Die beiden Böden stehen ungefähr zwey Zoll weit überall von einander ab. Oben an dem convexen Boden nicht weit vom Rande ist eine Oeffnung, worin eine biegsame pickelsche Röhre befestigt ist, die die Länge hat, daß die Amme das Mundstück bequem in den Mund nehmen kann. In der Mitte dieses Bodens ist eine andre Oeffnung, worin sich eine gebogene gläserne Röhre befindet, die in dem Zwischenraume zwischen den beiden Böden bis beinahe unten an den Rand reicht, und höchstens anderthalb Linie im Durchmesser hat. An dieser Röhre ist ein eben so durchbohrtes kleines Stück Elfenbein befestigt, das sich in einen kleinen Knopf endigt, der mit einigen feinen Löchern durchbohrt, und dann mit Leder überzogen ist. Zwischen dieser künstlichen Warze, und dem Glase ist in dem Stückchen Elfenbein ein kleiner Krahn, um die Verbindung mit der Brust herzustellen oder zu verhindern. Wenn die Amme nun dem Kinde zu trinken geben will; so macht sie den kleinen Krahn zu, und säugt an der obern Röhre. Sie sieht nun, wie viel Milch in dieses Glas fließt, und hört auf, wenn sie glaubt, daß es genug sey; sie öffnet denn den Krahn, und läßt das Kind an der künstlichen Warze trinken. Sie sieht hier genau, wie viel das Kind trinkt; sie läuft auch keine Gefahr angesteckt zu werden; da sie nie mit ihm in unmittelbare Verbindung kömmt, und sie kann diese ganze Vorrichtung immer ohne Mühe recht rein halten.

Mit einer solchen künstlichen Brust soll nun jeder Findling wenigstens fünf bis sechs Wochen gestillt werden, damit man sieht, ob er angesteckt ist;

ist er das nicht: so kann jetzt die Amme ihn ohne diese Vorrichtung stillen. — Ist er angesteckt; so muß ihn der Arzt der Gegend behandlen.

Um aber die wohlthätige Wirkung eines solchen Hauses noch zu vergrößern, sollte man die Einrichtung treffen, daß jede unglückliche Mutter wenigstens vier bis sechs Wochen vor ihrer Entbindung schon da seyn und dort niederkommen dürfte. Der Staat würde dadurch verhüten, daß nicht manche Unglückliche mit ihrem Kinde wegen Mangel und Elend nach der Niederkunft umkäme. Er würde einem solchen Findlinge mehr, als seine Amme, er würde ihm — seine Mutter zum Stillen geben können. Nach der Geburt müßte sie mit ihrem Kinde heraus, und der Fond müßte ihr monatlich etwas geben, um die Amme ihres Säuglings zu werden. Stirbt ihr Kind; so weiß der Arzt des Instituts, ob er sie dem Publicum als eine taugliche Amme empfehlen kann. Unter diesen ankommenden Gebährenden sind auch venerische; diese müssen ihre Kinder selbst stillen, und dabei, wenn die Zahl nicht gar zu groß ist, die Kinder unter sich vertheilen, die von dem Arzte bei ihrer Ankunft für angesteckt gehalten werden; denn das ist ja ohne dies einer der sichersten Wege, durch welchen man diese unglücklichen Kinder heilen kann.

Nach vier Jahren soll der Findling in das Erziehungshaus zurück. Nun ist er der gemeinschaftlichen Erziehung fähig geworden. Die Hauptepoche, wo die Mortalität der Kinder so groß ist, ist jetzt vorüber. — Wenn die Macht des Beispiels unwiderstehlich ist, die Kinder zu verführen und sie zu schlechten Menschen zu machen; so ist sie nicht minder wirksam, sie gutmüthig, gelehrig und fleißig zu machen; daher bin ich sehr dafür, daß in diesem Zeitpuncte die Findlinge in einer öffentlichen Anstalt vereinigt leben; wo es so leicht zu machen ist, daß Alles ungezwungene Heiterkeit und gefälligen Frohsinn athmet, daß überall ein zufriedenes, genügliches Wesen herrscht. Daher soll er nicht, wie an den meisten Orten der Fall ist, seine ganze Zeit unter immerwährendem Bethen, Singen und in die Schule Gehen zubringen. Auch der Findling soll natürlich erzogen werden. Die Bewegung, diese wesentliche Bedingung zur Gesundheit des Kindes, darf ihm hier nicht fehlen. Er soll rauh, brauchbar für den Staat; aber nicht grausam, nicht sclavisch erzogen werden. Seine Kleidung soll aus wohlfeilem Zeuge bestehen; sie muß aber so eingerichtet seyn, daß Kopf, Brust, Arme und Füße unbedeckt bleiben.

Vorzüglich sehe man in einem solchen Institut auf Reinlichkeit, und sorge dafür, daß in Rücksicht des Badens u. s. w. alles das pünctlich beobachtet werde, was oben gesagt worden ist; denn werden gewiß die garstigen und den Findlingshäusern eignen Hautkrankheiten diese Unglücklichen nicht mehr verunstalten und elend machen.

Viermal des Tags müssen solche Kinder essen. Die Kost kann wohlfeil und doch gesund seyn. Ich glaube, der Vorschlag, den ich schon vor mehrern Jahren machte[124], bei Armeen im Felde die *tablettes de bouillon* (aus Knochen bereitet) einzuführen, würde auch hier ganz anwendbar seyn. Man wirft so viele Knochen in jeder Stadt weg, die, gehörig benutzt, alle Armen desselben Ortes hinreichend ernähren könnten. Wie leicht würde also Findlingen eben derselbe Bestandtheil aus den Knochen zu gesunder Nahrung gegeben werden können, den man gewöhnlich nur im Fleisch zu finden glaubt, besonders wenn man die nun in ganz Europa bekannten Rumford'schen Suppen zugleich damit verbände[125].

Der Unterricht soll ihnen in faßlicher Sprache ertheilt werden, und vorzüglich Bildung des Herzens betreffen. Vor allem soll man sich bestreben, ihnen einzuprägen, was jederman und vorzüglich der Findling dem Vaterlande schuldig ist. Lesen und Schreiben ist von dem ganzen wissenschaftlichem Krame alles, was sie zu wissen nöthig haben. Die übrige Zeit sollen die Kleinern unter Aufsicht der Vorgesetzten in einem freien, offnen Platze sich balgen, spielen und ihre Glieder üben. Und bricht denn auch zuweilen einer, was doch sehr selten geschehen wird, einen Arm oder ein Bein; so ist doch bei weitem dieser Schade nicht so groß, als wenn man, um solches sicher zu verhüten, sie alle so erzieht, daß keiner in der Folge einen Arm oder ein Bein — zu brauchen weiß. —

Wenn sie zwölf Jahre alt sind; so kann man allmählig anfangen, sie arbeiten zu lassen. Im Menschen liegt aber, wie nicht zu läugnen ist, ein natürlicher Hang zur Faulheit, und Unthätigkeit; und obgleich die Gewöhnung zum Fleiße, wie alle Gewohnheiten, die Uebung desselben leicht und angenehm macht, so mühevoll und beschwerlich sie anfänglich auch war; so wählt doch niemand in keinerlei Verhältniß die Arbeit um ihrer Selbstwillen. Immer nur die Furcht vor einem größern Uebel oder die Hoffnung eines angenehmen Genusses locket, oder treibt die Menschen an, wenn sie sich mit anstrengenden Geschäften befassen. Diese nicht zu bezweifelnde Wahrheit halte man also ja stets vor Augen, wenn man den Kindern Lust zur Arbeit beibringen will!

Es ist ein großer Fehler, daß man diese Kinder meist immer zu ungesunden Handwerken und Fabriken bestimmt. Warum sollen sie nicht (Knaben und Mädchen) den Bauernstand recrutiren? Dieser Stand nimmt (so wichtig er auch ist) doch alle Jahre ab, weil unsre Bauern nur zu oft die armselige Ambition haben, ihre Söhne — Gelehrte, oder Handwerker u. s. w. werden zu lassen; da im Gegentheil kein andrer Stand seine Kinder zu Bauern macht. Ueberdies sind unsre Landleute keine Schäfer mehr; ihr Leben ist kein Schäferleben! In manchem Winkel der Erde sind sie aus eigner oder fremder Schuld so verdorben, daß es durchaus nicht anders, als vortheilhaft seyn kann, wenn man ihnen öfter moralisch- und physischgute

Menschen zumischt. Auch gibt es ja noch in jedem Lande so viele nicht ganz bebaute Gegenden, daß man wahrlich dort der arbeitenden Hände noch lange nicht zu viel hat.

Doch müssen auch natürlich die Findlinge die ersten seyn, die Soldaten werden, wenn ihr Vaterland sie braucht; denn nicht bloß die reichere Klasse, sondern die Städter überhaupt suchen sich ohnedies dieser wichtigen, aber freilich schweren Pflicht immer mehr und mehr zu entziehen, obschon erstere natürlich weit mehr zur Vertheidigung ihres Vaterlands beizutragen schuldig sind. Der Enthusiasmus für das allgemeine Wohl ist in den Städten mitten unter den Künsten in manchen Gegenden beinahe ganz verloschen. Daran war bis hieher zuverlässig unsre schlechte, weichliche Erziehung Schuld. — Es ist aber deswegen sehr nöthig, Zuneigung für diesen unentbehrlichen Stand in den Herzen der Jugend anzufachen, und das wird vorzüglich gut bei Findlingen Statt haben. — Das, was so manchen von der Vertheidigung des Vaterlandes zurückzieht, ist ein weichlicher, verzärtelter Körper, Hang zur Familie und zum väterlichen Hause; das alles fällt hier ganz weg. Der Findling ist gesund erzogen; sein Körper ist daher dauerhaft und stark, und sein Vater und Mutter — sind das Vaterland. Er wird also durch seine bessere physische und moralische Erziehung nicht allein mit Vergnügen diese Last übernehmen, sondern durch seine Treue, durch seine Anhänglichkeit, durch seine warme Liebe zum Vaterland, und so gar durch sein Beispiel diesem Stande die wesentlichsten Vortheile verschaffen.

Fußnoten:

[1] Daher, sagt Robinet *(Parallèle de la Condition et des facultés de l'homme avec la Condition et les facultés des autres animaux p. 22.)* ist die Sterblichkeit der Kinder bei den weichlichen Völkern auf ihrem höchsten Grade, und ist bei andern um so viel geringer, je einfacher die Sitten, je thätiger oder geschäftiger, oder rauher die Lebensart ist. Wenn unter uns eine so große Anzahl von Kindern stirbt, so muß man nicht nur die üble Beschaffenheit der Aeltern, und den Einfluß auf jener ihre Gesundheit, als wodurch sie unfähig werden, den Veränderungen, die während der Entwicklung des Körpers in ihnen vorgehen, zu widerstehen, anklagen; sondern man muß auch die üble Beschaffenheit der ersten Kindheit, wo man fast allzeit das Gegentheil von dem thut, was die Natur haben will, dazu rechnen: wo hingegen der bloße Instinct alle anderen Thiere mit weit größerer Gewißheit ihres Davonkommens auferziehen hilft.

[2] *Nec Virgines festinantur. Eadem juventa: similis proceritas: pares, validique miscentur, ac robora parentum liberi referunt. Tacit. C. 20.*

[3] Plato von den Gesetzen B. 5 Iselin Geschichte der Menschheit B. 1 S. 51 Machiavel *Discours politiques L. 1. Chap. 1.*

[4] Ideen zur Philosophie der Geschichte der Menschheit von Herder 2ter Th. S. 6.

[5] Am angef. Orte S. 29.

[6] Am angef. Orte S. 55.

[7] Nachrichten von Kalifornien. Mannheim 1773.

[8] Zimmermann *Specimen Zoologiae geographicae quadrupedum domicilia et emigrationes sistens. L. B. 1777, C. 1, §. 2.*

[9] Bemerkungen über die natürlichen und geimpften Blattern etc. 2te Auflage S. 435.

[10] *Il faut, que le corps ait de la vigueur pour obeïr à l'ame: un bon serviteur doit être robuste. Je sais, que l'intemperance excite les passions: elle extenue aussi le corps à la longue; les macerations, les jeûnes produisent souvent le même effet par une cause opposée. Plus le corps est faible, plus il commande. Toutes les passions sensuelles logent dans des corps effeminés: ils s'en irritent d'autant plus, qu'ils peuvent moins les satisfaire.* Emile *Tom. 1. p. 62.*

[11] *Traité de la Conversation des Enfants, Tome III. p. 57.*

[12] Anfangsgründe der practischen Arzneikunst 4ter Band, 2te Ausgabe, Leipz. 1789.

[13] Marcard sagt mit Recht, daß bey dem unbedingten Gebrauche der kalten Bäder einige Kinder gesund und stark werden, und bleiben, beweißt nichts mehr, als es beweißt: daß auch sehr viele Kinder bey andern großen Fehlern in ihrer physischen Erziehung gesund sind, und stark werden. Ueber die Natur und den Gebrauch der Bäder. Hanover 1793. S. 423.

[14] *Essai sur la Santé, et sur l'Education medicinale des filles destinées au mariage. Iverdon 1776.*

[15] *Education medicinale des Enfans.*

[16] *Essai de perfectionner l'espece humaine.*

[17] *De Sanitate tuenda Lib. 1 Cap. 7.*

[18] Bermingham *Manière de bien nourir et soigner les Enfans nouveaux-nés. Paris 1750. „Quelle obligation une mère veut elle, que les enfans lui aient, pour les avoir conçus et mis au monde? elle a fait l'un pour son plaisir, elle a fait l'autre par nécessité: mais qu'elle les eut allaités, ce seroit un bienfait de son choix, dont ils pourroient et devroient lui tenir compte.“*

[19] Morgenländische Reisen S. 65.

[20] Reisen durch verschiedene Provinzen des russischen Reichs. 1ter Theil.

[21] *Loc. cit. C. XX.*

[22] *Practical remarks on the various diseases of pregnant, and lyingin Women.* S. 225.

[23] Abhandlung von Krebsschäden.

[24] *Ballexerde l. c. l. Dissert. sur l'éducat. phys. des enfans. p: 37.*

[25] Sieh Graunt's Berechnung in den Anmerkungen der Todtenzettel der Stadt London. Wargentin setzt nach gesammelten Berechnungen an mehrern Orten beinahe als eine gewisse Regel fest, daß ein Viertel von Gebornen in dem ersten Jahre sterbe, s. die *Act. Suec.*, und die *Comment. de rebus in scient. et med. gest. Vol. VI. p. 202.* in den physikalischen ökonomischen Auszügen B. 2. S. 303. und B. 4. S. 653. bemerkt man: daß in den zwei ersten Jahren mehr, als ein Drittel von Gebornen das Leben einbüße.

[26] Süßmilch göttl. Ordnung. 1. Theil S. 514.

[27] *Vandermonde Essai de perfectionner l'espèce humaine. Comment. de reb. in senat. et med. gest. Vol. VI. p. 451. Lüder. de Educ. §. 10. Brouzet Education medicin. des Enfans*, in der Vorrede S. 41.

[28] Vermuthlich dachte Herr Brouzet nicht daran, daß Grönland, Sibirien etc., wo die Kinder mit Kühmilch ernährt werden, sehr arm an Einwohnern sind.

[29] Bergius Versuche mit der Frauenmilch in den schwed. Abhandlungen B. 34. S. 40. Crells neueste Entdeckungen, B. I. S. 57. *Spielmann Diss. de opt. inf. rec. nat. aliment. Voltelen obs. chemico med. de lacte humano, ejusque cum asino et ovillo comparatio. Traject. ad Rhen. 1775.* Samml. Ferris über die Milch — aus dem Englischen von O. Michelis. Leipz. 1784. Macquer's chemisches Wörterbuch mit Zusätzen von Leonhardi. Zweite Ausgab. 4. Th. Art. Milch. Parmentier und Deyeux vergleichende Untersuchung der Frauen- Küh- Ziegen- Eselinnen- Schaaf- und Stuttenmilch in den *Mémoires de la Société de med. à Paris, pour 1787 et 1788*, und in Crell's chemischen Annal. 1793. 3tes St. S. 272. 4tes St. S. 359. 5tes St. S. 440. Meine eigne Analise der Weibermilch in Wolfs *Diss. de metast. lactea. Bonnae 1796.*

[30] Der Arzt, Wochenschrift, B. I.

[31] *Principles of Midwifery or puerperal medicine 3d. edit. enlarged, and illustrated with engraving. London 1786.*

[32] Frank's Abhandlung über eine gesunde Kinder-Erziehung. S. 28.

[33] Ballexerde: *Une nourrice doit habiter un lieu, ou l'on respire un bon air, un pays des plaines, ou de petites monticules, une maison un peu haute, que le soleil éclaire dès le matin, et surtout éloignée des marais et de toutes exhalations putrides.* (Wie übertrieben, und wie sehr gegen alle Erfahrung!)

[34] Roseen von Rosenstein Anweisung zur Kenntniß und Kur der Kinderkrankheiten aus dem Schwed. von Murray.

[35] *Les regles* (sagt Levret) *arrivent plus souvent aux nourrices, qui nourrissent sur lieu, qu'à celles qui nourrissent chez elles, par la raison, qui étant mieux nourries, plus soignées, et faisant moins d'exercice, les sucs viennent suraboudans, aussi deviennent — elles ordinairement plus grasses, qu'elles ne l'étoient auparavant, en sorte qu'on peut dire, que les regles, qui surviennent alors sans rien changer aux fonctions animales, sont une espèce de crise salutaire, qui survient spontanement pour eviter des accidens, que la plenitude des vaisseaux sanguins pourrelt occasionner.*

[36] *Van Swieten Comment. Tom. IV. p. 674.*

[37] Tode medizinisch-chirurgische Bibliothek, B. I, 3 St.

[38] *Act. Acad. Chirurg. T. I. p. 105. Haller Element. physiol. Tom. II. p. 88. Huxham de febribus p. 82.*

[39] Am angef. Orte 5te Auflage S. II Dieselbe Meinung ist vertheidigt in dem *Systeme physique et morale de la femme.*

[40] *L. c. p. 674.*

[41] *De natura lactis p. 102.*

[42] Göttl. Ordn. *V. c. §, 95. 253.*

[43] Beobachtungen über die epidemische Krankheiten, S. 72.

[44] Krünitz ökonomische Encyklopädie. Th. 2. S. 386. Th. II. S. 338. Frank Med. Poliz. B 2. S. 209.

[45] Mediz. praktisches Handbuch der Frauenzimmer-Krankheiten. B. 1, S. 32.

[46] *Mem. of the medical Society of London. Vol. 1. 1787.*

[47] Frank Abhandlung über eine gesunde Kinder-Erziehung. S. 73.

[48] *„On dit, que plusieurs sages-femmes prétendent en pétrissant la tête des enfans nouveaux-nés, lui donner une forme plus convenable: et on le souffre! Nos têtes seroient mal de la façon de l'Auteur de notre être: il nous les faut façonnés au dehors par les sages femmes, et au dedans par les philosophes! Les Caraibes sont de la moitié plus heureux, que nous." J. J. Rousseau Emile. Tom. 1. p. 22.*

[49] Teutscher Merkur, März 1785.

[50] Am angeführten Orte S. 457.

[51] Zimmermann von der Erfahrung in der Arzneikunst. S. 329.

[52] *Backers Chronicle, p. 8. 53.*

[53] *Philosophical transactions. Tom. III.*

[54] *Opera Tom. II.*

[55] Ballexerde leitet das beengte Athemholen, welches oft das ganze Leben zurückbleibt, von der durch die Kohlen verdorbenen Luft her.

[56] Teutscher Merkur, a. a. O. „Von hundert Menschen haben neun und fünfzig die Venusseuche wenigstens einmal gehabt."

[57] *Meth. med. Lib. VIII. c. 7.*

[58] Versuch einer Geschichte des Lichtes in Rücksicht seines Einflusses auf die gesammte Natur, und auf den menschlichen Körper, außer dem Gesichte besonders. Von Ebermayer. Ueber die Wirkungen des Lichts auf den lebenden menschlichen Körper, mit Ausnahme des Sehens. Von Horn.

[59] Séances des écoles normales, Tom. 2. Paris: *l'An. 3. p. 192. „la lumière exerce aussi son influence sur les animaux; elle brunit la peau de l'homme; car celui qui exerce à l'abri de la lumière un art, qui exige une grande chaleur, n'éprouve pas la même alteration dans le teint, que celui, qui est exposé au soleil. L'insolation est peut être l'une*

des causes, qui contribuent à donner de la rigueur aux organes de la jeunesse étiolée, que la mollesse a cherché à garantir du soleil."

[60] „*Quand il commence à se fortifier, laissez le ramper par la chambre, laissez lui developper ses petits membres, vous le verrez se renforcer de jour en jour.*" *J. J.* Rousseau Emil. tom. *1. p. 86.*

[61] *Hist. nat. tom. IV. p. 191.*

[62] Allgemeine Historie der Reisen. 12ter B.

[63] Die Gewohnheit der Bewohnerinnen des kleinen Dorfes Mosca Lucia am Fuße des Aetna, ihre Kinder nur aus einer Brust zu stillen, und die andre austrocknen zu lassen, ist lächerlich. Sie glauben, daß dadurch ihre Milch an Güte gewinne, und den Kindern zuträglicher sey. S. Bartels Briefe über Kalabrien und Sizilien, 2ter Th. S. 338. (Warum hätte denn die Natur unsren Weibern zwei Brüste gegeben?)

[64] Neueste Annalen der französischen Arzneikunde, und Wundarzneikunst, von Hufeland, B. I. S. 397.

[65] *Recherches sur les vegetaux nourissans par* Parmentier. Chaptal's Anfangsgründe der Chemie. 3ter Th. S. 99

[66] Zimmermann a. a. O. S. 442.

[67] Ideen zur Philosophie der Geschichte der Menschheit, von Herder. 2ter Th. S. 29.

[68] *Recherches philosophiques sur les Americains, par Mr. de P*** Tom. I.*

[69] Unzer a. a. D. Th. I. S. 398.

[70] *The natural method of Curing the diseases of the body, and the disorders of the mind depending on the body by* Cheyne, *Lond. 1742. p. 11. p. 81. §. 4.*

[71] *Element. tom. 2.*

[72] *Ita namque ad animi quoque affectus nonnihil lucri faciet, ipsa nimirum recta victus ratione, mores quoque probos reddente. Galenus de sanitate tuenda. Lib. 1. cap. 7.*

[73] *Aph. S. 2 A. 39.*

[74] Unzer's Arzt, Hamb. 1769. Th. I. S. 397. Dalrymple im *Oriental repertory published at the charge of the East-india Comp. Lond. 1791. nr. 5.* Göttingisches Magazin von Meiners und Spittler. B. *VI.* Göttingen 1789. S. 356.

[75] Unzer a. a. O. Th. I. S. 396.

[76] *Vide, quantum rerum per unam gulam transiturarum permisceat luxuria, terrarum, marisque vastatrix. — Dii boni, quantum hominum pistorum, coquorumque*

unus venter exercet! Sen. *Epist. 95.* (Wie sehr paßt das nicht auch auf unsre Zeiten!)

[77] Ueber die Gesundheit des Menschen. Göttingen 1793. S. 49.

[78] *Locke de l'éducation des enfans; traduit de l'anglois par Mr. Coste. Amsterdam 1730. „Il n'y a rien, qui soit d'une plus dangereuse consequence et pour le corps et pour l'esprit, que de laisser accoutumer les enfans aux liqueurs fortes."*

[79] Am angef. Ort. S. 102.

[80] Warum sagt Montaigne (*Essais Liv. 1.*) „sollten unsre Decken nicht hinreichen, gleich andern erschaffenen Wesen, auch uns zu schützen?" (So viel ich weiß — ist diese Frage noch nicht beantwortet worden.)

[81] Camper's kleine Schriften über die Arznei, und Wundarznei-Kunst, und fürnemlich die Naturgeschichte betreffend, I. B. 2 St. S. 123.

Rougemont, Etwas über Kleidertracht, in wiefern sie einen nachtheiligen Einfluß auf die Gesundheit hat etc. S. 21.

[82] „*Licurgue avoit sans donte observé, que l'homme ne s'est convert, qu'après s'être cor rompû: que ses vetêments se sont multipliés à proportion de ses vices; que les beautés, qui le seduisent, perdent souvent leurs attraits à force de se montrer; et qu'enfin les regards ne souillent, que les ames déja souillées.*" — Voyage du jeune Anacharsis. Tom. *IV. p. 216*

[83] Sömmering. Ueber die körperliche Verschiedenheit des Negers vom Europäer. S. 31.

[84] *De bello gallico. L. VI. c. 21.*

[85] Tacitus *l. c. C. 17.*

[86] G. Forster's Neu-Holland, und die brittische Kolonie in Botany-Bay in Sprengel's allg. hist. Taschenb. für 1787. etc. S. 49.

[87] „*Heureux si on ne l'a pas serrè au point de l'empecher de respirer, et si on a eu la précaution de le coucher sur le coté, afin que les eaux, qu'il doit rendre par la bouche, puissent tomber d'elles mêmes. Car il n'auroit pas la liberté de tourner la tête sur le coté pour en faciliter l'écoulement.*" Buffon *Hist. nat. Tom. IV. p. 190.*

[88] Buffon *l. c.*

[89] *Au moment, que l'enfant respire en sortant de ses enveloppes, ne souffrez pas, qu'on lui en donne des autres, qui le tiennent plus à l'étroit. Point de têtieres, point de bandes, point de maillot; des langes flottans et larges qui laissent tous ses membres en liberté.* — J. J. Rousseau Emile Tom. *I.*

[90] Schrebers neue Cameratschaften, 5ter Theil. S. 304. Halle 1755.

[91] — — *Nudae (quoad) brachia, ac lacertos, sed et proxima pars pectoris patet.* Tacit. *Cap. 17. Suetonii Jul. Caesar. Lugdun. 1645. p. 45.*

[92] *Herodotus L. III. Thalia pag. 79. Colon. 1537.*

[93] Die Wärterinnen bei den Römern bedeckten den kleinen Kindern die Köpfe, wenn sie im Mondschein gingen, damit nicht das Mondlicht in ihren ohnedies mit Feuchtigkeiten angefüllten Köpfen noch mehr Nässe entwickelte. *Macrobius Satyr. 2. lib. VII. Cap. XVI.* Nudov. vom Schlafe. S. 211.

[94] Faust. Wie der Geschlechtstrieb der Menschen in Ordnung zu bringen, und wie die Menschen besser und glücklicher zu machen.

[95] Deutsche Monatsschrift 1793. April S. 313.

[96] *Mémoires de l'Academie royale des sciences de Berlin 1777. p. 32.*

Histoire, et Mémoires de la Société de Médecine tom. X. p. 54.

Göttingisches Taschenbuch zum Nutzen und Vergnügen für das Jahr 1793. S. 122.

Surgical, and Physiological Essays by John Abernethy. P. II. Lond. 1793.

[97] *Fourcroy Sistême des connoissances chimiques, tome IX. p. 203.*

[98] *Annales de Chimie, N°. 133. p. 73.*

[99] *Jusqu'à l'âge nubile les enfans des deux sexes n'ont rien d'apparent; qui les distingue; même figure, même teint, même voix, tout est égal: les filles sont des enfans, les garçons sont des enfans: le même nom suffit à des êtres si semblables.* J. J. Rousseau Emile, tom. *2.*

[100] A. a. O. S. 429.

[101] „— Mir hingegen ist der Schock des kalten Wassers im Ganzen immer zu heftig vorgekommen, und ich habe es für meinen Körper weit angenehmer gefunden, in einem andern Elemente, ich meine in kalter Luft zu baden. In dieser Absicht stehe ich fast jeden Morgen früh auf, und setze mich ohne alle Bekleidung, je nachdem die Jahrszeit ist, eine halbe Stunde oder Stunde in mein Zimmer, wobei ich lese oder schreibe. Dies Verfahren ist nicht im geringsten unangenehm, im Gegentheil für das Gefühl höchst behaglich, und wenn ich mich hernach, wie bisweilen geschieht, wieder zu Bette lege, ehe ich mich ankleide, so mache ich zu meiner Nachtruhe noch eine Zugabe von zwei oder drei Stunden des süßesten Schlafes, den man sich denken kann." Franklin's kleine Schriften, 2ter Th. S. 101.

[102] Anhang einiger Betrachtungen über Jos. Macfarlans Untersuchungen über die Armuth. S. 190.

[103] Frank. med. Poliz. B. 2. S. 214.

[104] Von der Erfahrung.

[105] Chalmers *an Account of the Weather, and Diseases of South-Carolina. Lond. 1791.*

[106] *An Inquiry into the Causes, and Effects of the Variolae Vaccinae, a Disease discovered in some of the western counties of England, particularly Gloucestershire, and known by the Name of the Cow-pox. by Ed.* Jenner. *Lond. 1798.*

[107] Geschichte der Vaccine und ihrer Impfung, als des sichersten Mittels die Kinderblattern weiter auszurotten, zur Belehrung der gebildeten Stände, von J. J. Günther. Köln 1802.

[108] de Luc sagt von den Einwohnern in der Gegend um Unterseen: „Dieses Volk hier ist zuverlässig eben so glücklich, als es schön ist. Und das ist viel gesagt: denn diese Nation ist eine von den schönsten unter der Sonne. — Die Kinder dieser guten Leute, die sich hie und da in verschiedenen Haufen nach ihrem Alter versammelten, verkündigten ihre Gesundheit und ihr Vergnügen durch die Lustigkeit ihrer Spiele. Niemals hört man sie weinen, sie wälzen sich auf dem Wasen neben ihren Müttern herum, und man gibt sich nicht viel Mühe um sie, als man um die kleinen Bären thut.“ S. physisch-moralische Briefe über die Berge, und die Geschichte der Erde und des Menschen etc. 4ter Brief.

[109] *Vous êtes allarmé de le voir consumer ses premières années à ne rien faire! Comment! n'est ce rien, que d'être houroux? n'est ce rien, que de sauter, jouer, courir tonte la journée? de sa vie il ne sera occupé.* J. J. Rousseau Emile tom. *1. p. 254.*

[110] Die Chinesen, dies sonderbare Volk, von dem wir manches lernen könnten, macht seine Kinder (die Knaben) erst im sechsten Jahre mit den gewöhnlichsten Zahlen bekannt, und mit den Namen der vorzüglichsten Welttheile. Im achten werden sie in den Regeln der Höflichkeit unterrichtet. Der Kalender wird ihr Studium im neunten Jahre, und im zehenten — werden sie in eine öffentliche Schule geschickt, wo sie lesen, schreiben, und rechnen lernen.

Magazin der neuesten vorzüglichsten Reisebeschreibungen, aus fremden Sprachen übersetzt von J. C. Fick. 1ter Th. 2tes Bändch. S. 168.

[111] Buffon *Hist. nat. Tom. VI. p. 22.*

[112] Frank Sistem der mediz. Polizei. B. 2.

[113] *Dominum ac servum nullis educationis deliciis dignoscas. Inter eadem pecora, in eadem humo degunt; donec aetas separet ingenuos, virtus agnoscat.* Tacit. *c. 20.*

[114] In China ist jedes Vergnügen, das die Trägheit befördert und begünstigt, der Jugend gänzlich verboten. S. Magazin der neuesten vorzüglichsten Reisebeschreib. a. a. O. S. 45.

[115] *An historical journal of the transactions at port Jackson, and Norfolk Island etc. By* John Hunter *Esq. Lond. 1793. p. 203.*

[116] Von Heß freimüthige Gedanken über Staatssachen. *Dictionaire Encycloped. verb.* exposition d'enfant.

[117] *Count* Rumford's *Experimental Essays, political, ecomical, and philosophical. London 1796.*

[118] *Un Célibataire est un être, qui n'est pas achêvé c'est un seul tome d'un ouvrage en deux Volumes, qui vaut moins, que la moitié de l'ouvrage; c'est une seule lame d'une paire de Ciseaux, dont on ne tire aucune utilité, et qui peut faire beaucoup de mal.* Franclin *dans une lettre au* John Alleyne *Esq. N°. 26. de la Décade philosoph. p. 485.*

[119] Osiander Beobachtungen, Abhandlungen und Nachrichten, Krankheiten der Frauenzimmer und Kinder betreffend. Tübingen 1787. S. 264.

Abhandlung über die Krankheiten der Kinder, und über die physische Erziehung derselben, von Girtanner. S. 223.

[120] *Deux tiers au moins succombent dans le premier mois, et dans ces deux tiers, trois cinquièmes avant d'être donnés aux nourrices.* Liancourt *rapport à l'assemblée nationale. p. 21.*

[121] Frank M. Poliz. B. 2. S. 451.

[122] Götting. gelehrte Anzeigen 1779. Zugabe S. 499.

[123] *Philosoph. transactions. Tom. 2.*

[124] Crell's chemische Annal. 1794. B. 1. S. 51.

[125] Meine Abhandl.: Etwas über die Rumford'schen Suppen. 3te Aufl. Köln 1803. Bei Haas und Sohn.